合肥工业大学图书出版专项基金资助项目

中医艾灸理疗技术及临床治验

汪 锋 主编

合肥工业大学出版社

图书在版编目(CIP)数据

中医艾灸理疗技术及临床治验/汪锋主编 . —合肥:合肥工业大学出版社,2023.6

ISBN 978 - 7 - 5650 - 6363 - 3

Ⅰ.①中… Ⅱ.①汪… Ⅲ.①艾灸 Ⅳ.①R245.81

中国国家版本馆 CIP 数据核字(2023)第 106697 号

中医艾灸理疗技术及临床治验

ZHONGYI AIJIU LILIAO JISHU JI LINCHUANG ZHIYAN

汪 锋 主编		责任编辑 汪 钵	
出 版	合肥工业大学出版社	版 次	2023 年 6 月第 1 版
地 址	合肥市屯溪路 193 号	印 次	2023 年 6 月第 1 次印刷
邮 编	230009	开 本	710 毫米×1010 毫米 1/16
电 话	理工图书出版中心:0551 - 62903004	印 张	10.25
	营销与储运管理中心:0551 - 62903163	字 数	168 千字
网 址	press. hfut. edu. cn	印 刷	安徽昶颉包装印务有限责任公司
E-mail	hfutpress@163.com	发 行	全国新华书店

ISBN 978 - 7 - 5650 - 6363 - 3　　　　　　　　　定价:36.00 元

编　委　会

前　言

　　艾灸理疗技术是一种具有独特功能的灸法技术，它有着千年的文化底蕴，是传统中医进行内病外治的一种方法，是一种自然的疗法。采用艾灸理疗技术来为人们进行养生调理，借艾热产生的近红外线激发人体经络传感现象，促进经气运行，为正常细胞、免疫细胞、能量缺乏的病态细胞输送活化能，从而达到补益元气、温经散寒、行气通络、扶阳固脱、调和气血等效果。艾灸理疗技术在中医灸法的基础上更完美地把艾灸保健技能与当代养生理念和技法有机结合，以其独特、简便的操作手法，得到了广泛应用，被称为"绿色医疗"。

　　本书不仅对艾灸理疗技术的临床治疗经验进行了剖析、总结，还将临床和针灸相结合、针与灸相结合、针与（中）药相结合、针灸与推拿相结合等，以临床疗效为核心，以实用技术为准绳，系统介绍了中医灸法、中医理疗法及中医临床治验。全书分为三章，第一章主要介绍灸法的基本知识、艾炷灸法、艾条灸法等；第二章主要介绍腧穴贴敷疗法、腧穴电疗法、腧穴激光照射疗法、腧穴红外线照射疗法等；第三章主要介绍中医临床治验，包括呼吸系统疾病、消化系统疾病等。

　　我国传统医学博大精深，有关临床的专著众多，参考文献浩如烟海，但临床治疗规范及相关知识总结较少，本书对中医艾灸理疗技术及临床治验进行分析、总结并制订相关诊疗方案，以期能够提高临床疗效，规范治疗流程。为弘扬中医药文化，充分发挥中医药典籍的文化载体作用，本书大量引用了中医药典籍中记载的药方，若药方涉及部分国家保护动植物，应秉承保护动植物资源和自然环境的原则，遵守国家法律法规，禁止猎采，部分药材应通过合法的人工培育途径获得。在本书的编写过程中，笔者虽尽心尽力，但是由于水平有限，难免存在疏漏与不足之处，恳请读者批评指正。

本书得到 2020 年度合肥工业大学图书出版专项基金资助项目的资助。在编写过程中，也得到了各级主管部门领导、各评审老师的大力支持和帮助，在此表示诚挚的谢意。

编　者

2022 年 10 月

目　录

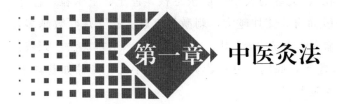

第一章 中医灸法

第一节 灸法的基本知识

灸法，是利用某种易燃材料（如艾绒等）和某种药物，放在体表腧穴上或患处进行烧灼、温熨或贴敷，借助火的温热性及药物的功效，通过经络腧穴的作用，温通气血，扶正祛邪，调整人体生理功能的平衡，从而达到治疗效果的一种方法。灸法与针法都属于外治范围，是针灸学的重要组成部分。

一、灸法的量学要素

灸法的量学要素是指与灸法刺激量及效应密切相关的因素，包括艾炷的大小和壮数、艾条施灸的距离、施灸时间的长短等。这些量学要素都与病种、患者的具体情况密切相关，在临床中针对不同患者制定灸法的量学方案可明显提高疗效。

古人在运用灸法时，对灸法的量学要素非常重视。《扁鹊心书》记载："大病灸百壮……小病不过三五七壮。"《备急千金要方》记载："头面目咽，灸之最欲生少；手臂四肢，灸之欲须小熟，亦不宜多；胸背腹灸之尤宜大熟，其腰脊欲须少生。"《医宗金鉴·刺灸心法要诀》记载："凡灸诸病，必火足气到，始能求愈。然头与四肢皮肉浅薄，若并灸之，恐肌骨气血难堪，必分日灸之，或隔日灸之，其炷宜小，壮数宜少……"《外台秘要·明堂灸法七门》记载："凡灸有生熟，候人盛衰及老小也。衰老者少灸，盛壮强实者多灸。"所谓"生"是少灸之意，"熟"是多灸之意。因此，对灸法量的掌握需要根据患者的体质、年龄、施灸部位、所患病情等来确定。

古代将用于灸法的艾炷数量的计数单位定为"壮"，即灸时每燃完一个艾炷，就称为"一壮"。艾炷的大小一般按枣核、莲子、玉米粒、苍耳子、麦粒等计量。一般而言，艾炷越大，刺激量就越大；艾炷壮数越多，刺激量也越大。每个腧穴一般灸3～7壮。《扁鹊心书·窦材灸法》记载："凡灸大人，艾炷须如莲子，底阔三分；若灸四肢及小儿，艾柱如苍耳子大；灸头面，艾炷如麦粒大。"

艾条施灸（除特殊操作要求外）一般距离皮肤2～3 cm，以不引起灼痛为度，时间为10～15 min。一般而言，艾条距离皮肤的距离越远，刺激量越小，距离越近，刺激量越大；施灸的时间越长，刺激量就越大，反之则小。刺激量可根据病情灵活掌握，一般初灸时，每日1次，灸治3次后改为2～3天灸1次。急性病疗程较短，有时灸治1～2次即可；慢性病疗程较长，需灸数月乃至1年以上。

二、灸法的分类

灸法种类很多，灸法的分类如图1-1所示。

三、灸法的功效及适用范围

灸法的功效显著，适用范围十分广泛，涉及内科、外科的急性、慢性疾病。《痰火点雪》记载："灸法去病之功，难以枚举，凡虚实寒热，轻重远近，无往不宜。"灸法的功效及适用范围如下。

1. 温散寒邪，活血止痛

《素问·调经论》记载："血气者，喜温而恶寒，寒则泣而不流，温则消而去之。"灸法依其火热之性，可温中散寒，治疗中焦虚寒引起的呕吐、腹痛、泄泻等病症，又通过经络的传导，温经散寒，治疗寒凝血滞、经络痹阻引起的各种病症，如风寒湿邪所致的痹证等。

2. 温阳补虚，回阳固脱

治疗脾肾阳虚、元气暴脱之证，如久泻、久痢、遗尿、虚脱、休克等。《本草从新》记载："艾叶苦辛……纯阳之性，能回垂绝之阳……"《扁鹊心书》记载："如伤寒、疽疮等证。若灸迟，真气已脱，虽灸亦无用矣。若能早灸，自然'阳气不绝，性命坚牢'。"

3. 固摄冲任，回转胎位

治疗痛经、闭经、胎位不正等妇产科病症。

4. 回逆下气，平肝潜阳

治疗气逆上冲的病症，如脚气冲心、肝阳上升之证。《金匮钩玄》记载："有脚气冲心……涌泉穴用附子津拌贴，以艾灸，泄引其热。"

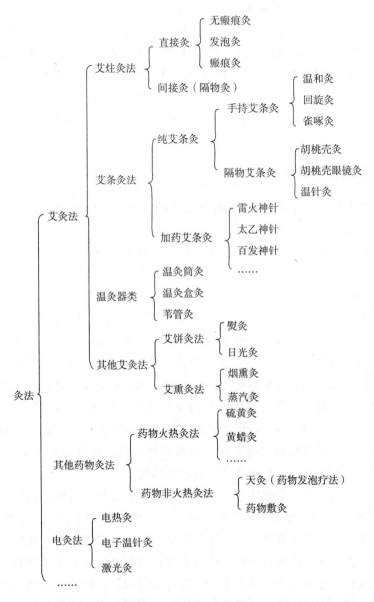

图1-1 灸法的分类

5. 解毒泄热，消瘀散结

治疗外科疮疡初起以及瘰疬、寒性疖肿未化脓者。用于疮疡溃久不愈，有促进愈合、生肌长肉的功效。

6. 防病保健，延年益寿

无病自灸，可增强抗病能力，使精力充沛，长寿不衰。《备急千金要方》记载："凡人吴蜀地游官，体上常须三两处灸之，勿令疮暂瘥，则瘴疬、温疟、毒气不能着人也。"《扁鹊心书》记载："人于无病时，常灸关元、气海、命门、中脘，虽未得长生，亦可保百余年寿矣。"现代临床发现，常灸足三里、大椎等穴，能激发人体正气，增强抗病能力，起到防病保健的作用。

四、灸法的补泻

灸法与针法一样，存在补法与泻法的区别。对于邪气偏盛的要用泻法，对于正气虚弱的要用补法。

灸法的补泻始记载于《黄帝内经》，"气盛则泻之，虚则补之。以火补者，毋吹其火，须自灭也；以火泻者，疾吹其火，传其艾，须其火灭也。"《丹溪心法·拾遗杂论》记载："灸法有补泻火，若补火，艾燃至肉；若泻火，不要至肉，便扫除之。"《针灸大成·艾灸补泻》中亦记载："以火补者，毋吹其火，须待自灭，即按其穴；以火泻者，速吹其火，开其穴也。"古代灸法多指艾炷灸，这就是说，补法施灸，点燃艾炷后，不吹旺艾火，等待它缓慢地燃烧，直至熄灭，这样火力温和，热力缓缓透入深层，以补虚扶羸，温阳起陷。灸治完毕后再用手按其施灸部位，使真气聚而不散。而泻法施灸，点燃艾炷后，用嘴迅速吹旺其火，促其快燃，火力较猛，燃烧速度快，不燃至皮肉，当患者感觉局部烧烫时，即迅速更换艾炷再灸，施灸完毕后不按其穴，是谓开其穴而消散邪气。

艾条灸的补法：点燃艾条后，不吹旺艾火，等待它缓慢地燃烧，像温和灸法那样施灸，使火力缓缓透入深层，灸治完毕后用手按住施灸腧穴，再移开艾条，使真气聚而不散。艾条灸的泻法：点燃艾条后，用嘴不断吹旺艾火，像温和灸法那样施灸，或像雀啄灸法那样施灸，火力较猛，艾条燃烧速度快，施灸完毕后不按其穴，移开艾条即可。针灸家朱琏又从施灸时间长短的角度提出了一种艾条补泻方法，主要分兴奋法和抑制法。兴奋法（弱刺激、补法）：主要用艾条雀啄灸，每个穴每次灸 0.5～2 min，啄

30～50 下；或用温和灸、回旋灸，时间为 3～5 min。抑制法（强刺激、泻法）：用艾条温和灸或回旋灸，每个穴每次灸 10 min 以上，特殊需要时，可灸几十分钟。

隔物灸与其他药物灸法的补泻主要根据所采用药物的性、味、功能等予以选用。选用偏重于泻的药物，就起到泻的作用，如甘遂灸多用于逐水泻水；豆豉灸则多用于散泻毒邪。选择偏重于补的药物施灸，就起到补的作用，如附子灸则多用于补虚助阳；蓖麻仁敷灸百会穴，治疗胃下垂、子宫脱垂、直肠脱垂等，皆能起到补气固脱的作用。

五、施灸的先后顺序

《备急千金要方·针灸上》记载："凡灸当先阳后阴，言从头向左而渐下，次后从头向右而渐下，先上后下。"《千金翼方》记载："凡灸法先发于上，后发于下；先发于阳，后发于阴。"《西方子明堂灸经》记载："先灸上，后灸下，先灸少，后灸多，宜慎之。"可见施灸的先后顺序有章可循，总的原则就是"先阳后阴，先上后下，先少后多"。

六、灸法的禁忌证

关于灸法的禁忌证，主要集中在热证是否可灸这个问题上。历史上出现过两个对立的流派，即热证忌灸派与热证可灸派。

热证忌灸派代表人物是张仲景，他把热证用灸的不良后果描述得十分可怕，甚至认为会导致生命危险，故告诫人们无论是阴虚的热证还是阳盛的热证，均不宜用灸法。阴虚的热证，不仅火热比较猛烈的方法不能运用，火热比较温和的灸法也应忌用，如《伤寒论》记载："少阴病，咳而下利，谵语者，被火气劫故也，小便必难，以强责少阴汗也。"少阴受邪，本可用温药扶阳兼驱邪，但火劫迫使汗出，则阳未复而阴已伤，故产生变证。又如《伤寒论》记载："微数之脉，慎不可灸，因火为邪，则为烦逆，追虚逐实，血散脉中，火气虽微，内攻有力，焦骨伤筋，血难复也。"因为阴虚之人，筋骨本失濡养，用灸法的火力虽微，仍易使津液受伤，加重阴虚，则可见枯槁之形，或促使疾病恶化，故宜慎用。另一方面，阳盛的热证更不宜用火治，如《伤寒论》记载："脉浮热甚，而反灸之，此为实。实以虚治……可致火邪上越，热伤阳络，因火而动，必咽燥吐血。"又如《伤寒论》记载："太阳病，以火熏之，不得汗，其人必燥，到经不解，必清血，名为火邪。"这说明太阳病不能以火熏取汗，纵令汗出，亦由火力劫迫所致，阳实证用此法，于治为逆，故出现便血等症。

认为热证可灸者亦不乏其人，刘完素认为灸法有"引热外出，引热下行"的作用。实热证一般用"引热外出"法，如"疮疡已觉微漫肿硬，皮血不变色，脉沉不痛者，当外灸之；引邪气出而方止"。由于刘氏认为"疮疡者，火之属"，故"引邪气出"，当指火热之邪而言。寒热格拒证可用引热下行法，如"热厥心痛，身热足寒，痛甚则烦躁而吐，额自汗出，知为热也，其脉洪大，当灸太息及昆仑……引热下行"。此上有阳热，下有阴寒，是一种阴寒格拒、阳热上扰的病症，用足上的腧穴灸疗，引阳热下移，以祛阴寒，使阴阳交通，格拒解除。

七、灸法的注意事项

医者在具体施灸时，要综合考虑患者的体质、病情、部位及临时情况等。总的原则：适应患者情况，提高灸法疗效，避免产生不良后果。

1. 注意患者体质、病情

施灸时患者的体位要舒适，并便于医者操作。对于体弱患者，灸治时艾炷不可过大，刺激量不可过强，如果发生"晕灸"现象，要及时处理。对昏迷、肢体麻木不仁及感觉迟钝的患者，注意勿灸过量，并避免烧伤。对于惧灸者或须接受瘢痕灸法治疗者，一定要耐心解释，取得患者的同意。特别是惧灸者，千万不能强人所难，给患者增加不必要的痛苦。

2. 注意禁灸腧穴

《针灸甲乙经》记载的禁灸穴有 24 个，《针灸大成》记载的禁灸穴有 45 个，《医宗金鉴》记载的禁灸穴有 47 个，《针灸集成》记载的禁灸穴有 49 个。这些记载相当一部分是很有道理的，如睛明、丝竹空、瞳子髎、承泣等接近眼球，应禁灸，人迎、经渠位于动脉之上，也应禁灸，但有些禁灸腧穴，通过后来临床针灸医师的实践，却取得了可靠的治疗效果，如灸鸠尾可治癫痫等。另外，古代灸法多指艾炷灸法，故换用其他灸法，如艾条灸，原有的一些禁灸腧穴是可以施灸的，像灸少商治鼻衄，灸隐白治血崩，灸犊鼻治关节炎等。在临床实践中，要根据具体情况灵活变通。

3. 注意禁灸部位

禁灸腧穴是因其所处的位置特殊，而不宜施灸。那么，不论古人所列举的禁灸腧穴究竟有多少，只有掌握了禁灸的部位，才能在工作中有的放矢，做到心中有数。

凡颜面五官、大血管部和肌腱浅在部位不用直接灸法，以防形成瘢痕，妨碍美观及运动。《肘后备急方》也主张面部勿烧伤，"口㖞僻者，灸口吻、口横纹间，觉火热便去艾，即愈，勿尽艾，尽艾则大过"。此外，妊娠妇女的腰骶部、下腹部等处均不宜施灸。

4. 注意临时情况

临时情况的禁忌大体与针法相同，不宜在风雨雷电、奇寒盛暑、极度疲劳、情绪不安、气血不定、大汗淋漓、妇女经期的时候施灸。《外台秘要》记载："黄帝问曰：凡灸，大风大雨、大阴大寒否？既不得灸，有何损益？岐伯答曰：大风灸者阴阳交错；大雨灸者诸络脉不行；大阴灸者令人气逆；大寒灸者血脉蓄滞。此等曰灸，乃更动其病，令人短寿。"

5. 注意防止火患

施灸或温针过程中，应防止艾绒脱落烧损皮肤和衣物等。艾条余灰过多，应及时掸去，远离人体。施灸完毕，必须把艾卷或艾炷彻底熄灭，以免引起火灾。

6. 注意灸后调养

古人对灸后的调养颇为注意，《针灸大成·灸后调摄法》记载："灸后不可就饮茶，恐解火气；及食，恐滞经气，须少停一二时，即宜入室静卧，远人事，远色欲，平心定气，凡百俱要宽解。尤忌大怒、大劳、大饥、大饱、受热、冒寒。至于生冷瓜果，亦宜忌之。唯食茹淡养胃之物，使气血通流，艾火逐出病气。若过厚毒味，酗醉，致生痰涎，阻滞病气矣。"故灸治之后，不宜马上进行剧烈活动，应适当休息，多饮开水，以使气血调和，才有助于治疗。

八、异常情况的处理

由于体质和病情不同，开始施灸时可能会有发热、疲倦、口干、全身不适等反应，轻者无须顾虑，继续施灸即能消失，必要时可以拉长灸法间隔时间，重者可改用其他疗法。

施灸后，皮肤多有红晕灼热感，不需要处理，即可消失。非发泡灸灸后皮肤起泡，如水泡不大，只要告诉患者注意不要擦破，几日后即可自行吸收而愈。水泡大者可用无菌针头戳破，放出液体，涂擦甲基紫消毒水，外敷无菌纱布固定即可。应用敷灸时，若出现药物过敏反应，要及时处理，对症治疗。

患者在施灸过程中突然出现头晕、眼花、恶心、颜面苍白、脉细手冷、血压降低、心悸出汗，甚至晕倒等症状，即为晕灸。其多因初次施灸、空腹疲劳、恐惧、体弱、姿势不当、灸炷过大、刺激过重等原因所致。一经发现，要立即停灸，让患者平卧，急灸足三里3～5壮，可解，一般无危险。为避免晕灸的发生，应注意施灸的禁忌，做好预防工作，在施灸过程中要不断留心观察，争取早发现、早处理。

第二节　艾炷灸法

一、直接灸

直接灸又称明灸、着肤灸，即将艾炷直接放在皮肤上施灸的一种方法（见图1-2）。根据灸后对皮肤刺激的程度不同，直接灸又分为无瘢痕灸、发泡灸和瘢痕灸三种。

（一）无瘢痕灸

无瘢痕灸又称非化脓灸，施灸时以温熨为度，不致起泡，不遗留瘢痕。施灸时不等艾火烧到皮肤（当艾炷燃烧1/3～1/2时），患者稍有烫感时，立即用镊子将艾炷取下，另换新艾炷。本灸法一般可连续灸3～7壮，以局部皮肤产生红晕为止，并可选取多穴先后或同时灸。因此灸法操作简便，且不留瘢痕，故临床应用较多且最易为患者所接受，尤适用于治疗虚寒病等的轻症。但对昏厥、小儿及感觉麻痹的患者应小心，防止发泡或灼伤皮肤。

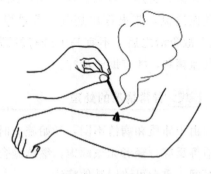

图1-2　直接灸

（二）发泡灸

发泡灸施灸时以致皮肤发泡为度，对皮肤的灼烫程度较无瘢痕灸深。临床上发泡灸也多用小艾炷，当患者觉得皮肤发烫并感觉疼痛后再继续灸3～5 min，此时施灸部位皮肤可出现黄斑，且有汗出，隔1～2 h后就会发泡。此法要求施术者熟练掌握分寸，可轻轻拍打施灸腧穴周围皮肤或分散患者注意力以帮助此法取得成功。发泡后，切勿挑破，任其自然吸收。一般短期内留有色素沉着，但对皮下组织及毛囊等结构均无影响，愈后不遗留瘢痕。发泡灸适用于治疗慢性虚寒性疾病，如哮喘、眩晕、慢性腹泻、发肤疣等。

（三）瘢痕灸

瘢痕灸又称化脓灸。将黄豆大或枣核大的艾炷直接置于腧穴上施灸，直至艾炷燃尽，局部组织产生三度烧伤，若干天后化脓、结痂，痂脱落后留有永久性瘢痕，故名瘢痕灸。此灸法最早记载于《针灸甲乙经》，唐宋时期非常盛行。古人强调要"发灸疮"。《针灸集成》称作"灸花"。古人认为，灸疮的发与不发是瘢痕灸成败的标志。《小品方》记载："灸得脓坏，风寒乃出；不坏，则病不除也。"《太平圣惠方》亦记载："灸炷虽然数足，得疮发脓坏，所患即差，如不得疮发脓坏，其疾不愈。"《针灸易学》更加强调："灸疮必发，去病如把抓。"此灸法适用于治疗哮喘、瘰疬、肺痨、痞块、癫痫、溃疡病、慢性胃肠病和发育障碍等，对高血压患者有预防中风的作用。常人施此灸法，能改善体质，增强机体的抵抗力，从而起到防病健身的作用。具体方法如下。

1. 体位和腧穴的选择

患者的体位对取穴和施灸至关重要，因灸治时要放艾炷且治疗时间较长，故特别要注意体位的平正和舒适。一般灸治四肢及胸腹部取仰卧位，灸治背部取坐位或俯卧位，体位放妥后再在腧穴上点上标记（可用棉棒蘸甲基紫试剂或墨笔做标记）。正如《备急千金要方》所记载："凡点灸法，皆须平直，四肢无使倾倒，灸时孔穴不正，无益于事，徒破皮肉耳。若坐点则坐灸之，卧点则卧灸之。"

2. 操作方法

首先向患者说明操作的目的和方法，以取得患者的配合。对施灸部位皮肤进行常规消毒后，在选好的腧穴上涂敷蒜汁或凡士林，以增加黏附作用和刺激作用。随即将艾炷粘上，用线香点燃施灸，待艾炷全部燃尽，除去艾灰。每灸完一壮，用纱布蘸冷开水擦净所灸腧穴，再涂蒜汁或凡士林一次，按所需壮数重新点燃艾炷，一般可灸 7～9 壮。在施灸过程中，当艾炷烧近皮肤时，患者会感到灼痛，施术者可在腧穴四周用手轻轻拍打，借以缓解疼痛。灸毕，在施灸腧穴上贴敷消炎膏药，可每日换药一次，并嘱咐患者多吃羊肉、豆腐等营养丰富的食物，促使灸疮正常透发，有利于提高疗效。施灸腧穴一般约 1 周化脓（正常的无菌性化脓，脓色较淡，多为白色），化脓后局部注意清洁，避免感染。灸疮 30～40 天愈合，留有永久性瘢痕。施灸时须防晕灸，施灸后如有继发感染（脓色多呈黄绿色），应给予积极治疗。

3. 辅助方法

瘢痕灸最大的问题在于烧灼疼痛，患者往往比较惧怕，难以接受治疗，因此影响其使用范围。正如《千金翼方》所记载："生平风发，强忍怕痛不灸，忽然卒死。"为防止和减轻施灸时的烧灼痛，历代医家提出了许多辅助方法。如《寿世保元》提出的指压麻醉法："着艾火痛不可忍，预先以手指紧罩其穴处，更以铁物压之即止。"《扁鹊心书》提出了内服睡圣散全身麻醉法："如癫狂人不可灸，及膏粱人怕痛者，先服睡圣散，然后灸之。一服止可灸五十壮，醒后再服，再灸。"《古今医鉴》在"挑筋灸癖法"中还提出了"用药制过纸擦之，使皮肉麻木"的局部麻醉法，"制纸法，用花椒树上马蜂窝为末，用黄蜡蘸末并香油，频擦纸。将此纸擦患处皮，即麻木不知痛"。

为了顺利实施瘢痕灸，现代大多采用中、西药麻醉的方法。中药麻醉法：川乌、细辛、花椒各 30 g，蟾酥 1.8 g，以 300 mL 75％的乙醇溶液浸泡 24 h 后，取棕红色上清液，用无菌棉签蘸涂于施灸腧穴上，1～5 min 即可施灸。西药麻醉法：用 1～2 mL 0.2％的盐酸普鲁卡因注射液注入施灸腧穴皮内或皮下，此法不但能产生局部麻醉，且因普鲁卡因可阻断恶性刺激并产生良性刺激，对发灸疮和化脓状态的自愈也有帮助。

骑竹马灸

骑竹马灸穴法，属艾炷直接灸中化脓灸法的一种。用此法治疗外科痈疽急症，素为历代针灸医生所重视，并有较好的疗效。骑竹马为奇穴名，以患者手中指尖（不计指甲）至肘横纹中点为长度，自尾骶尖向上量，其尽端两旁各一中指同身寸处即为此穴。按照《备急灸法》等书记载，施骑竹马灸时，"令患者脱去衣服，以大杠一条跨定，两人随徐杠起，足离地三寸，两旁两人扶定"。取艾炷灸其左右两穴，各5～7壮。亦可用艾条回旋灸或雀啄灸。这种操作方法太不方便，后有人将其改为竹凳式样（见图1-3）。本法主治无名肿毒、发背、脑疽、肠痈、牙痛、恶核瘰疬、风瘰肿山、四肢下部痈毒疔疮，以及颈腰椎骨质增生、椎间盘突出及顽固性坐骨神经痛等。年老体弱者及孕妇忌用。

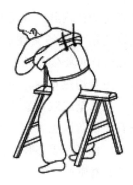

图1-3 骑竹马灸

二、间接灸

间接灸又称隔物灸、间隔灸，是利用其他物品将艾炷与皮肤隔开施灸的一种方法。这样可以避免灸伤皮肤而致化脓，且火力温和，患者易于接受，临床上较直接灸常用。古代的间接灸法种类繁多，广泛用于治疗内科、外科等各科疾病。衬隔物品多属中药，既有植物，也有动物、矿物，因证、因病而定，有单方，也有复方。施灸时既发挥艾灸的作用，又发挥药物的功能，二者相得益彰，疗效显著。间接灸根据其所隔物品的不同，分为多种灸法，具体如下。

（一）隔姜灸

隔姜灸是用姜片做隔垫物而施灸的一种灸法（见图1-4）。生姜，味辛，性温，无毒，有升发宣散、调和营卫、祛寒发表、通经活络的功效。将新鲜姜和艾结合起来施灸，既能避免直接灸掌握不好分寸容易起泡、遗留瘢痕的缺点，又能和生姜发挥协同作用，古往今来，应用颇广。如

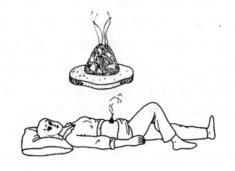

图1-4 隔姜灸

《针灸大成》中记载灸聚泉穴以治咳嗽："灸法用生姜，切片如钱厚，搭于舌上穴中，然后灸之。"

操作方法：将鲜生姜切成厚约0.3 cm的薄片，太厚热力不易穿透，

太薄容易灼伤皮肤。在姜片中心处用针穿刺数个小孔，置施灸腧穴上，姜片上以适量大小的艾炷点燃施灸。有些患者因鲜姜刺激，刚灸即感觉灼痛，这时候可将姜片略提起，待灼痛感消失重新放下再灸。若施灸一段时间后，患者灼热难耐，可将姜片向上提起，下衬一些干棉花或软纸，放下再灸，以灸至肌肤内感觉温热，局部皮肤潮红湿润为度。医者应常掀起姜片查看，以防因患者感觉不明显造成起泡。一般每次施灸5～10壮。可一姜一炷，也可一姜多炷。此灸法简便易行，临床常用，适用于治疗虚寒病证，尤其对呕吐、腹痛、泄泻及风寒湿痹等，疗效显著。

（二）隔蒜灸

隔蒜灸是用蒜做间隔物而施灸的一种灸法。大蒜，味辛，性温，有消肿化结、拔毒止痛的功效。隔蒜灸最早见于《肘后备急方》："灸肿令消法，取独颗蒜，横截，厚一分，安肿头上。炷如梧桐子大，灸蒜上百壮。不觉消，数数灸，唯多为善。勿大热，但觉痛即擎起蒜，蒜焦更换用新者，不用灸损皮肉。"现在隔蒜片灸与隔蒜泥灸依然被使用。

1. 隔蒜片灸

将独头紫皮大蒜切成0.1～0.3 cm的薄片，用针在薄蒜片中间穿数个小孔，放在患处或腧穴上，置中、小艾炷在上面点燃施灸，每灸4～5壮更换新蒜片，每个穴一次要灸5～7壮。

2. 隔蒜泥灸

取独头蒜，捣成泥状，置于腧穴或肿块上（如未溃破化脓脓头处），在蒜泥上点燃艾炷施灸，每个穴一次宜灸足7壮，以灸处泛红为度。

因大蒜液对皮肤有刺激性，灸后容易起泡，故可用敷料覆盖，防止衣物摩擦。如被灸处已化脓，用此灸法可加速脓疮形成，减轻患者痛苦，促进疮口早日愈合。《备急千金要方》中记载用于治瘰疬，《医学入门》中记载用于治痈疽肿毒，《医宗金鉴·外科心法要诀》中记载用于治疮毒。因此，灸法有消肿、拔毒、发散、止痛的作用，故临床上适用于治疗痈、疽、未溃疮疖、无名肿毒、肺痨、腹中积块、蛇蝎毒虫所伤等。

◥ 长 蛇 灸

因在施灸时需要沿脊椎铺敷药物，形状似长蛇，故名长蛇灸，也有人称其为铺灸。操作方法：取大蒜500 g左右，去皮，捣成泥膏状，患者取平卧位，将蒜泥平铺于大椎穴至腰俞穴之间的脊柱上，宽2 cm、厚

0.5 cm，周围用绵纸封固，不使蒜泥漫流。然后用中艾炷在大椎穴及腰俞穴点火施灸，不计壮数，灸至患者口鼻内觉有蒜味为度。也有人在大椎穴至腰俞穴之间的每一脊柱凹陷处，以黄豆大的艾炷施灸数十壮，同样灸至患者口鼻内觉有蒜味为度。灸毕，用温水渗湿绵纸周围，除去蒜泥。由于蒜泥和火热的共同刺激，脊柱往往出现水泡，灸后宜休息一段时间。此法多用以治疗虚劳顽痹等症。

（三）隔盐灸

隔盐灸是用食盐做隔垫物而施灸的一种灸法，只用于脐窝，他处禁用，故又称神阙灸。食盐，味咸，性寒，入胃、肾、大小肠经，有涌吐、清火、凉血、解毒的功效。此法在古代应用很广。《肘后备急方》中记载治卒霍乱诸急方："以盐纳脐中，上灸二七壮。"《备急千金要方》中记载治淋病："着盐脐中灸三壮。"

操作方法：将纯净、干燥的食盐填平脐孔，再放上姜片和艾炷施灸。将艾炷放在姜片上施灸可防止食盐受热后爆起，烫伤患者。也有盐上置大艾炷直接施灸的，不过，此盐应是炒过之盐。《类经图翼》记载："纳炒干净盐满脐上，以施灸。"意在避免盐粒受热爆炸引起烫伤。如患者脐部凸出，可用湿面条围住肚脐周围，再将食盐填于其中施灸。患者稍感灼痛，即应更换艾炷。一般可灸3～9壮，急病可根据病情多灸，不拘壮数。此法有回阳、救逆、固脱的作用，适用于急性腹痛、吐泻、痢疾、四肢厥冷、淋证、脱证等。

（四）附子灸

附子灸是用附子做间隔物施灸的一种灸法。附子，味辛，性热，有毒，可回阳救逆、补火助阳、散寒止痛。《备急千金要方》记载治痈肉中如眼，诸药所不效者，"取附子，削令如棋子，安肿上，以唾帖之，乃灸之。令附子欲焦，复唾湿之，乃重灸之。如是三度，令附子热气彻内，即差"。《外科发挥》卷三的臀痈附方记载，"治疮口不收敛者，用炮附子去皮脐，研末，以唾液和为饼，置疮口上处，将艾炷于饼子上灸之，每日灸数次，但令微热，勿令痛"。《串雅外编》把此法称为"附子灸"，并记载："痈疽久漏，疮口冷，脓水不绝，内有恶肉，以大附子水浸透，切大片，厚一分，安疮口隔艾灸，数日一灸，至五、六、七次，服内耗药自然长满。"

操作方法：分为附子片灸和附子饼灸两种。①附子片灸：将熟附子用水浸透后，切成厚 0.3～0.5 cm 的薄片，用粗针在中间扎几个小孔，放在施灸部位上，上面点燃艾炷施灸，使热力穿透皮肤。②附子饼灸：取生附子研成细末，用黄酒调和做成饼状，厚约 0.4 cm，中间用粗针扎孔，置腧穴或疮口上，在上面放置艾炷，点燃施灸。施灸时可在药饼下衬垫纱布，以防止烫伤皮肤。附子饼干焦可再换新饼，灸至肌肤内感觉温热、局部肌肤红晕为度。每日灸 1 次，病愈为止。亦有用生附子 3 份、肉桂 2 份、丁香 1 份研成细粉末，炼蜜调和制成 0.5 cm 厚的药饼，用针扎数个小孔，上面用艾炷施灸。现在也有用白芷、丁香等芳香药品与附子一起捣成粉，制成药饼做间隔物施灸的。附子与艾火并用，适宜治疗各种阳虚病症，如疮疡久溃不敛、肾虚、牙痛、脱骨疽等。外科中的疮毒窦道盲管，久不收口，或既不化脓又不消散的阴性虚性外证，用此灸法灸至皮肤发红，有利于疮毒发散。

（五）葱灸

葱灸是用葱做间隔物而施灸的一种灸法。葱白，味辛，性温，入肺、胃经，有发汗解表、散寒通阳的功效。《玉机微义》中记载治诸疝："用葱白泥一握，置脐中，上用熨斗熨之，或上置艾灼之，妙。"

操作方法：分为隔葱片灸和隔葱泥灸两种方法。①隔葱片灸：将葱白切成数片，选取汁多的厚片 3～4 片，紧贴于所灸腧穴处，选取汁多的厚片是为了增加黏附性、稳定性和刺激性。葱片上放置大艾炷一个或中艾炷数个施灸。一般灸治 5～10 壮，以内部感到温热、皮肤泛红不灼痛为度。②隔葱泥灸：把葱白捣烂如泥，平敷于脐中（神阙）及四周，或敷于所灸腧穴处，其余同隔葱片灸。隔葱灸适用于治疗虚脱、腹痛、尿闭、疝气及乳痈等。

（六）胡椒灸

胡椒灸是用胡椒做间隔物而施灸的一种灸法。胡椒，味辛，性热，入胃、大肠经，有温中散寒的功效。

操作方法：将白胡椒研成细粉末，加入适量白面，用水调和制成硬币状圆饼，厚约 0.3 cm。中央按成凹陷，再取丁香、肉桂等药研成细粉末，放于胡椒饼中央凹陷处，将之填平，然后将圆饼放在施灸腧穴上，上置艾炷施灸。换艾炷不换胡椒饼，每次每个穴灸 5～7 壮，以内部感觉温热舒适为度。此法适用于治疗风寒湿痹痛、局部麻木不仁、胃寒呕吐及腹痛等，有温经散寒、通经止痛的作用。

（七）黄土灸

黄土灸是用黄土做间隔物施灸的一种灸法。此法最早见于《备急千金要方》："小觉背上痒痛有异，即火急取净土，水和为泥捻作饼子，厚二分，阔一寸半。以粗艾作大柱，灸泥上，贴着疮上灸之，一柱一易饼子。若粟米大时，可灸七饼子，即差（瘥）；如榆荚大，灸七七饼柱，即差（瘥）；如钱大，可日夜灸之，不限柱数。"

操作方法：以纯净黄土加水制成泥饼，厚约 0.6 cm，直径约 5 cm，用粗针扎数个小孔，放置于患处，上面以大、中艾炷施灸。灸 1 壮换 1 个泥饼，可连续灸 5～7 壮。施灸壮数不限，以患者感觉温热感透过皮肤、局部舒适为度。此灸法适用于治疗背部疔疮外证的初起，灸之可使毒邪消散。对局限性湿疹、白癣及因湿毒而致的其他皮肤病，均有一定效果。

（八）巴豆灸

巴豆灸是用巴豆做间隔物而施灸的一种灸法。巴豆，味辛，性热，有大毒，归胃、大肠、肺经，可泻下冷积、逐水退肿。《寿世保元》记载："腹中有积及大便闭结，心腹诸痛，或肠鸣泄泻，以巴豆肉捣为饼，填脐中，灸三壮，可至百壮，以效为度。"《普济本事方》记载："治结胸法，巴豆十四枚，黄连七寸，和皮用。右捣细，用津唾和成膏，填入脐心，以艾灸其上，腹中有声，其病去矣。不拘壮数，病去为度。才灸了，便以温汤浸手帕拭之，恐生疮也。"《针灸资生经》记载："巴豆七粒和皮肥黄连七寸，去须，同捣烂作一团，安在脐心上，以手按下稍实紧，捻艾皂子大，于药上灸。"《针灸集成》中记载用此法治小儿小便不通获效。

操作方法：单用一味巴豆，即将不去油的巴豆 10 粒捣碎、研成细粉，加入 3 g 白面，用水调成膏状，捏成饼状，置于脐中（神阙），上面用艾炷施灸。以有效为度，不拘壮数，少则 3 壮，多则上百壮。灸完，用温的湿毛巾擦净皮肤，防止药物刺激局部皮肤发泡生疮。②用巴豆和其他药物混合，如用不去油的巴豆 10 粒，黄连末适量，二药混合加水制成膏状，填入脐中，或做成药饼放于脐部，上置艾炷施灸。其余同单用巴豆的操作方法。巴豆灸适用于治疗冷积腹中、积食、腹痛、泄泻、胸痛、二便不通诸症，可起到祛寒破结、通利二便的作用。

（九）结胸灸

结胸灸是用连豆散做间隔物而施灸以治疗结胸证的一种灸法。结胸为病症名，出于《伤寒论·辨太阳病脉证并治》，指邪气结于胸中，而出现心下痛，按之硬满的病症。此灸法始见于《丹溪心法附余》。

操作方法：取小川连 3 g，巴豆霜 0.3 g，研成细粉末，制成连豆散，再加酒适量，调和，做成饼状，填入神阙穴中，上面以艾炷施灸，不拘壮数，以腹中有声为度。灸毕，用无菌棉球擦拭干净，避免生疮。此法适用于治疗各种结胸证。

（十）韭菜灸

韭菜灸是用韭菜做间隔物而施灸的一种灸法。《疡医大全》记载："疮毒溃后，风寒侵袭，作肿痛者，用韭菜杵烂，炙热，敷患上，冷则易之。或捣成饼，放患上，艾炷灸之，使热气入内。"

操作方法：取整棵韭菜（连根）适量，洗净晾干，捣烂如泥，制成币状圆饼，放在疮面上，用大艾炷点燃施灸，每次灸 1～3 壮，换艾炷不换韭菜饼，使热气入内。此法适用于治疗疮疡等。

（十一）豆豉饼灸

豆豉饼灸是用淡豆豉饼做间隔物而施灸的一种灸法。淡豆豉，味苦，性寒，入肺、胃经，有解毒、除烦、宣郁的功效。此法最早见于《范汪方》。《备急千金要方》记载："治发背及痈肿已溃未溃方，香豉三升，少与水和，熟捣成强泥。可用作饼子，厚三分以上，有孔勿覆孔上。布豉饼，以艾列其上灸之，使温温而热，勿令破肉。如热痛，即急易之，患当减，快得安稳，一日二度灸之。如先有疮孔，孔中得汁出，即差（瘥）。"《备急千金要方》中还记载用此法治耳聋："捣豉作饼填耳内，以地黄长五六分，削一头令尖，纳耳中，与豉饼底齐。饼上着楸叶益之，剜一孔如箸头透饼，于上灸三壮。"

操作方法：将适量淡豆豉压成粉末，用水或黄酒调和，做成疮口大的饼，厚 0.4～0.6 cm，以粗针扎数个小孔，放于疮面上，使患者有温热舒适感为度。如疮已破溃，可置疮口周围，上面放置艾炷，点燃，日灸一次，以愈为度。此法适用于治疗痈疽发背、顽疮、恶疮肿硬不溃或溃后久不收口等，有散泄毒邪的作用。

（十二）豉药饼灸

豉药饼灸是用淡豆豉混合其他药物做间隔物的一种灸法。将淡豆豉、花椒、生姜、青盐、葱白等，捣成泥状，捏成厚 1 cm、直径为 1.5～2 cm 的药饼，在上面刺数个小孔。施灸时将豉药饼置于应灸部位上，选用中艾炷点燃施灸。一般可灸 3～5 壮。此法适用于治疗疮疡、痈肿等。

（十三）蛴螬灸

蛴螬灸是用蛴螬做间隔物而施灸的一种方法。蛴螬，味咸，性温，有毒，入肝经，可活血、行瘀、解毒。《外科精义》记载："痔瘘恶疮，谓医不验者，取蛴螬，剪去两头，安疮口上，以艾灸之，七壮一易，不过七枚，无不效者。"《医宗金鉴·外科心法要诀》记载，蛴螬灸法可治痈疽，颇有效验。

操作方法：取蛴螬1只，剪去头尾，贴于疮口上，以中、大艾炷灸之。每只蛴螬灸7壮，灸7只蛴螬，即49壮为一个疗程。此法适用于治疗破伤风、疮疡等。

（十四）商陆灸

商陆灸是用商陆根做间隔物而施灸的一种灸法。商陆，味苦，性寒，有毒，归肺、肾、大肠经，有泻下利水、消肿散结的功效。《备急千金要方·灸瘘方》记载："捣商陆根，捻作饼子如钱大，厚三分，安瘘上，以艾灸上，饼干易之。灸三四升艾，差（瘥）。"

操作方法：取商陆根适量，捣烂如泥，制成圆饼，厚约0.6 cm，放于患处，上面用中艾炷施灸，灸至温热，以患者舒适为度。此灸法适用于治疗瘰疬、瘘管久治不愈等。

（十五）隔面饼灸

隔面饼灸是用面粉饼做间隔物而施灸的一种灸法。《备急千金要方》记载："面一升作饼，大小覆疮，灸上令热，汁出尽，差（瘥）。"

操作方法：取面粉适量，用水调和制成面饼，厚约0.5 cm，直径为1～1.5 cm，用粗针在中央扎数个小孔，放于患处或脐部（神阙），上以大、中艾炷施灸，换艾炷不换饼，一般灸3～5壮，使患者有热感即可。此法适用于治疗恶疮与腹中冷痛等。

（十六）甘遂灸

甘遂灸是用甘遂做间隔物而施灸的一种灸法。甘遂，味苦，性寒，有毒，归肺、肾、大肠经，有泻水逐饮、消肿散结的功效。《本草纲目》记载："二便不通，甘遂末以生面糊调敷脐中及丹田内，仍艾灸三壮。"《普济方》记载："尝记一人小便闭不通者三日，小腹胀几死，百药不效。余用甘遂末、大蒜，捣细和成剂，安脐中，令资以艾灸二七壮。随后应用此方，无不效。"

操作方法：取甘遂适量压成粉末，加入面粉，用水调成膏状，敷于神阙穴中，上以中、小艾炷灸之，换艾炷不换甘遂膏，一般可灸3～5壮。此法适用于治疗小便不通等。

（十七）葶苈饼灸

葶苈饼灸是用葶苈饼做间隔物而施灸的一种灸法。葶苈子，味苦、辛，性寒，归肺、膀胱经，有泻肺平喘、利水消肿的功效。《备急千金要方》记载："葶苈子二合，豉一升。右二味和捣，令极熟，作饼如大钱，厚二分许。取一枚当疮孔上；作大艾炷如小指大，灸饼上，三炷一易，三饼九炷，隔三日后一灸之。"《外台秘要》也记载有此法，并且引《古今录验》云："不可灸头疮，葶苈气入脑杀人。"《普济方》中记载用此法治疗痔疮。

操作方法：将适量葶苈子、淡豆豉捣烂如泥，制成饼，厚约0.6 cm，中央用粗针穿数个小孔，放于疮口，上面放置中艾炷施灸。每灸3壮换1枚葶苈饼，灸3枚饼，即9壮为一个疗程，每3天灸1次。此法适用于治疗痔疮、瘰疬等。

（十八）皂角灸

皂角灸是用皂角做间隔物而施灸的一种灸法。皂角，味辛、咸，性温，有小毒，归肺、大肠经，有祛痰、开窍的功效。《丹溪心法·救急诸方·第九十六》记载："解九里蜂，用皂角钻孔，贴在蜂叮处，就皂荚孔上用灸三五壮，即安。"

操作方法：将皂角切成片状，放在患处，上面用艾糊灸。一般可灸3～7壮。此法适用于治疗蜂蜇、蚊叮、虫咬等。

（十九）隔蟾灸

隔蟾灸是用蟾蜍做间隔物而施灸的一种灸法。蟾蜍，性凉，有毒，有解毒消肿、止痛利尿的功效。蟾皮，性温，有毒，入心、胃经，可解毒消肿、强心止痛。《类经图翼》记载："用癫虾蟆一个，破去肠，覆疬上。外以真蕲艾照疬本为炷，于虾蟆皮上当疬灸七壮或十四壮，以热气透内方住。"

操作方法：取活蟾蜍1只，破腹去肠或仅剥取皮于敷患处，上面放置中、小艾炷施灸。一般可每次灸7～14壮，以热气透内即可。此法适用于治疗瘰疬、疖肿等。

（二十）蚯蚓灸

蚯蚓灸是用蚯蚓做间隔物而施灸的一种灸法。蚯蚓，又名地龙，味咸，性寒，归肝、肺、膀胱经，有平喘、通络、透脓的功效。

操作方法：取活蚯蚓数条，放入水中吐泥后备用，灸时将蚯蚓捣烂，捏成饼状，置于患处，上以小艾炷点燃灸之，每次3～5壮。此法适用于治疗疮疡等。

(二十一) 蚯蚓泥灸

蚯蚓泥灸是用蚯蚓排泄的粪便做间隔物而施灸的一种灸法。《普济方》记载："用韭菜畦中蚯蚓粪和水作饼子，量疮大小用之，过疮二三钱地位，贴疮上，外以艾圆灸之。或痛或痒即可。"

操作方法：将蚯蚓粪制成饼，厚约0.3 cm，置于患处，上面用中、小艾炷施灸。一般可灸3～10壮，灸至患处发热或痒或痛即可。此灸法适用于治疗瘰疬、便毒、脏毒等。

(二十二) 苍术灸

苍术灸是用苍术做间隔物而施灸的一种灸法。苍术，味辛，性温，归脾、胃经，有燥湿健脾、祛风湿的功效。《医学纲目》记载："灸耳暴聋，苍术长七分，一头切平，一头削尖，将尖头插耳中，于平头上灸七壮，重者二七壮，觉耳内热即效。"

操作方法：将苍术切成圆锥形，底面要平，用粗针穿数个小孔，然后将尖端插进外耳道，于底面上放艾炷施灸。一般每次可灸5～14壮，主治耳聋、耳鸣等。

(二十三) 蒸脐灸

蒸脐灸又名熏脐灸、炼脐灸，是将药末填满脐中，上面放置艾炷施灸的一种方法。所用药物处方因病而异。《针灸大成》中记载用于预防疾病，"五灵脂八钱生用，青盐五钱生用，乳香一钱，没药一钱，夜明砂二钱微炒，地鼠粪三钱微炒，葱头干者一钱，木通三钱，麝香少许。右为细末，水和荞面作圆圈，置脐上，将前药末以二钱放于脐内，用槐皮剪钱，放于药上，以艾灸之，每岁一壮"。《医学入门》中记载用于治疗劳疾，"麝香五钱，丁香三钱，青盐四钱，夜明砂五钱，乳香、木香各三钱，小茴四钱，虎骨、蛇骨、龙骨、朱砂各五钱，雄黄三钱，白附子五钱，人参、附子、胡椒各七钱，五灵脂五钱，共为末。另用白面作条，圈于脐上。将前药一料，分为三份，内取一份。先填麝香五分入脐眼内，又将前药一份入面圈内，按药令紧，中插数孔，外用槐皮一片盖于药上，艾火灸之。灸至遍身大汗为度"。蒸脐灸既可用于健身防病，又适用于治疗劳伤、失血、气虚体倦、阳痿、遗精、阴虚、痰火、妇人赤白带下、虚寒积滞等。

（二十四）温脐种子灸

温脐种子灸法基本同蒸脐灸。《医学入门》记载："五灵脂、白芷、青盐各五钱，麝香三厘，共研细末，用荞麦粉和水制成条卷，围于脐上，将以上药末放于脐中，用艾炷灸之。灸至脐中温暖停火。数日后再灸。"此法适用于治疗脐腹结冷、下元虚冷、宫寒不孕、气虚崩漏、血寒经闭等。

（二十五）隔蒜灸

隔蒜灸是用蒜叶做间隔物而施灸的一种灸法。《备急千金要方》记载："捣蒜叶敷疮口，以大艾炷灸药上，令热入内即差（瘥）。"

操作方法：将适量蒜叶捣成膏状，敷于患处，上面用中、小艾炷施灸，使热入内即可。此法适用于治疗恶露疮等。

（二十六）香附灸

香附灸是用香附做间隔物而施灸的一种灸法。香附，味辛、微苦、微甘，性平，归肝、三焦经，有疏肝理气、调经止痛的功效。《外科证治全书》中记载用隔香附饼灸治瘰疬痰毒或风寒袭于经络红肿，"生香附为末，生姜自然汁和，量患大小作饼，覆患处，以艾灸之"。

操作方法：将适量生香附研成末，加入生姜汁调和，捏成圆饼，厚约0.5 cm，放于患处，上用中艾炷施灸。一般可灸至温热舒适为度。此法适用于治疗痰核、瘰疬、痹证等。

（二十七）陈皮灸

陈皮灸是用陈皮做间隔物而施灸的一种灸法。陈皮，味辛、苦，性温，归脾、肺经，有理气调中、燥湿化痰的功效。

操作方法：取陈皮适量，研成细粉末，用生姜汁调成膏状，患者取仰卧位，敷贴于中脘、神阙穴上，上以中、小艾炷施灸。一般可灸3～5壮。此法适用于治疗胃腹胀满、饮食不振、呕吐、呃逆等。

（二十八）厚朴灸

厚朴灸是用厚朴做间隔物而施灸的一种灸法。厚朴，味辛、苦，性温，归脾、胃、肺、大肠经，有行气、燥湿、平喘的功效。此灸法施灸部位多选用背部和胸腹部腧穴。

操作方法：将适量厚朴研成细粉末，加入生姜汁调成膏状，捏成厚约0.3 cm的圆饼，放于施灸腧穴上，用中、小艾炷施灸。一般每个穴可灸3～5壮。此法适用于治疗胸腹胀满、脘腹疼痛、咳喘与咳痰不利等。

（二十九）木香灸

木香灸是用木香药饼做间隔物而施灸的一种灸法。木香，味辛、苦，性温，归脾、胃、大肠经，有行气、调中、止痛的功效。《外科证治全书》记载："以木香五钱为末，生地黄一两杵膏，和匀，量患处大小作饼，置肿上，以艾灸之。"

操作方法：将木香末 15 g、生地黄 30 g 捣成膏状，制成厚约 0.6 cm 的药饼，放于患处，上用中、小艾炷施灸，一般可灸 3～5 壮，以灸至患处温热舒适为度。此法适用于治疗闪挫仆损、气滞血瘀等。

（三十）桃树皮灸

桃树皮灸是用桃树皮做间隔物而施灸的一种灸法。《普济方》记载："治卒患瘰疬子不痛方，取桃树皮贴上，灸二七壮。"

操作方法：取鲜桃树皮一块，用粗针穿数个小孔，贴于患处，上用中艾炷灸之，一般每次可灸 5～10 壮。此法适用于治疗瘰疬等。

（三十一）桃叶灸

桃叶灸是用桃叶做间隔物而施灸的一种灸法。《医心方》记载："桃叶二七枚安心上，艾灸上十四壮。"

操作方法：将数枚新鲜桃叶置上脘处，上面用中艾炷灸。一般可灸 5～10 壮。此法适用于治疗疟疾等。

（三十二）莨菪根灸

莨菪根灸是用莨菪根做间隔物而施灸的一种灸法。《普济方》记载："治瘰疬结核，宜灸莨菪根法。用莨菪根一两粗者，切厚约三四分，安疬子上，紧作艾炷灸之，热彻则易。五六炷，频频灸，当即退矣。"

操作方法：将一块粗大的鲜莨菪根切成厚约 0.6 cm 的片，以粗针在中间穿数个小孔，把莨菪根片放于患处，上面用中艾炷点燃施灸。一般可灸 3～7 壮。如患者感到局部灼热，立即更换新艾炷再灸。此法适用于治疗瘰疬。

（三十三）麻黄灸

麻黄灸是用麻黄做间隔物而施灸的一种灸法。麻黄，味辛、微苦，性温，归肺、膀胱经，有发汗解表、平喘、利水消肿的功效。

操作方法：取麻黄适量，研成细粉末，用生姜汁调和成膏状，做成饼，厚约 0.3 cm，上面以中艾炷施灸。每个穴可灸 5～10 壮。此法适用于治疗风寒感冒、鼻渊与哮喘等。

（三十四）川椒灸

川椒灸是用川椒做间隔物而施灸的一种灸法。川椒，味辛，性温，有小毒，归脾、胃、肾经，有温中、止痛、杀虫、燥湿的作用。《肘后备急方》中记载用于治疗肿毒疼痛，"搜面团肿头如钱大满中安椒，以面饼子安头上，灸令彻，痛即立止"。《古今医鉴》中记载用于治疗心腹胸腰背苦痛，"花椒为细末，醋和为饼，贴痛处，上用艾捣烂铺上，发火烧艾，痛即止"。

操作方法：将适量川椒研成细粉末，用陈醋调和成糊膏状，制成药饼，厚约0.3 cm，放于患处，上面以中、小艾炷施灸。若患者感觉施灸处灼痛，应除去艾火，更换新炷艾再灸。一般可灸5～7壮。此法适用于治疗肿毒疼痛、跌打扭伤所致的伤筋积血、腹胀痞满等。

（三十五）隔纸灸

隔纸灸是用白纸作间隔物而施灸的一种灸法。《普济方》记载："治久喘咳、咯脓血、有痰不愈者，右用白表纸数重折之，于冷水内浸湿了，然后燃艾炷，仍蘸些许雄黄末同燃，或艾炷子安在纸上，用火点着，随即放在舌头上正中为妙。下手灸人拿着一个铜匙头，于患者口内上腭隔住艾烟，呼吸令患人如常。"

操作方法：取白纸数张，折叠，在冷水中浸湿。取坐位，施灸时把艾炷放在湿纸上，用蘸有雄黄末的线香点燃，立即将之放于舌正中，旁边一人用钢勺抵住上腭，遮挡艾烟，灸至温热即可。此法适用于治疗痰喘、咳嗽、咯吐脓血等。

（三十六）蓖麻仁灸

蓖麻仁灸是用蓖麻仁做间隔物而施灸的一种灸法。蓖麻仁，味甘、辛，性平，有毒，归大肠、肺经，可消肿、拔毒、润肠通便。

操作方法：将去壳的蓖麻仁捣成泥膏状，然后制成硬币大小、厚约0.3 cm的圆饼，敷在施灸腧穴处，用小艾炷施灸。一般可灸5～7壮，7天为一个疗程，休息2天，再开始第二个疗程。此法适用于治疗胃缓、脱肛、面瘫等。

（三十七）隔酱灸

隔酱灸是用干面酱做间隔物而施灸的一种灸法。《疮疡经验全书》记载："取顶上施毛中百会穴，以酱一匕搽上，艾灸三壮。"

操作方法：令患者端坐，将其百会穴处头发从根部剪去指甲大的一片，取干面酱约 5 g，敷于百会穴处，置小艾炷灸之。一般每次灸 3~5 壮，每日 1 次。此法适用于治疗脱肛等。

（三十八）白附子灸

白附子灸是用白附子做间隔物而施灸的一种灸法。白附子，味辛、甘，性温，有毒，归脾、胃经，有燥湿化痰、祛风止惊、解毒散结的功效。《本草纲目》记载："偏坠疝气，白附子一个为末，津调填脐上，以艾灸三壮或五壮，即愈。"

操作方法：将适量白附子末用温水调和成糊膏状，捏成厚约 0.5 cm 的圆饼，敷于脐部（神阙），上面用大、中艾炷施灸。一般每次灸 5~10 壮。施灸过程中，如患者感觉局部灼痛，应立即更换艾炷，以免烫伤。此法适用于治疗疝气等。

（三十九）徐长卿灸

徐长卿灸是用徐长卿做间隔物而施灸的一种灸法。徐长卿，味辛，性温，归肝、胃经，有祛风止痛、活血利尿、解毒消肿的功效。

操作方法：将适量徐长卿鲜根捣烂成糊状，做成饼，厚约 0.5 cm，敷在腧穴上或患处，上面用中、小艾炷施灸。一般每个穴每次施灸 5~10 壮。施灸过程中，如患者感觉局部灼痛，应立即更换艾炷，以免烫伤。此法适用于治疗风湿痹证、跌打损伤、荨麻疹与过敏性鼻炎等。

（四十）鸡蛋灸

鸡蛋灸是用鸡蛋做间隔物而施灸的一种灸法。《串雅外编》记载："凡毒初起红肿无头，鸡子煮熟，对劈去黄，用半个合毒上，以艾灸三壮，即散。"《寿世保元》记载："发背痈疽初走未破，用鸡蛋半截盖疮上，四围用面饼敷住，上用艾灸卵壳尖上，以患者觉痒或泡为度，臭汗出即愈。"

操作方法：取鸡蛋 1 个，煮熟，对半切开，取半个，除去蛋黄，盖于患处，于蛋壳上用中艾炷施灸，以患者感觉局部热痒为度，不限壮数。此法适用于治疗发背、痈疽初起等。

（四十一）隔碗灸

隔碗灸是用碗做间隔物而施灸的一种灸法。《串雅外编》记载："治乳肿，碗一个，用灯草四根，十排碗内，头各露寸许。再用纸条一寸五分阔，用水湿了，盖碗内灯草下，纸与碗口齐。将碗复患处，留灯草头在外，艾一大团放碗底，火灸之。艾尽再添，至碗内流水气，内觉痛止方住。甚者，次日再灸一次，必消。"

操作方法：将4根灯芯草呈十字形放在碗口上，两头露出半寸许，把湿过的白纸盖在碗上，将碗扣在患处，碗底放上大艾炷灸，艾炷烧完即换，直至碗内流水气，痛止即可。重者次日再灸一次，红肿即消。此法主治乳痈。

（四十二）土瓜根灸

土瓜根灸是用土瓜根块做间隔物而施灸的一种灸法。《串雅外编》记载："灸耳聋，湿土瓜根，削半寸，塞耳内，以艾灸七壮，每旬一壮，乃愈。"

操作方法：将一块鲜土瓜根用刀削成圆柱状（粗细以能插入外耳道为度），长约1.5 cm，插入外耳道内，患者取卧位，上面用小艾炷施灸。一般每次灸3～7壮，每10天灸1次。此法适用于治疗耳聋、耳鸣等。

（四十三）槟榔灸

槟榔灸是用槟榔做间隔物而施灸的一种灸法。槟榔，味辛、苦，性温，归胃、大肠经，有杀虫、消积行气、利水的功效。《理瀹骈文》记载："用槟榔削尖，挖孔纳麝少许，插耳内，艾烧同。"

操作方法：患者取卧位，将槟榔削成圆锥形，底面挖一个孔，放入少许麝香，然后将尖头插进外耳道，于底面放小艾炷灸之，以灸至外耳道内有微热为度。此法适用于治疗耳聋等。

（四十四）苦瓠灸

苦瓠灸是用苦瓠（秋葫芦、苦葫芦）做间隔物而施灸的一种灸法。《普济方》记载："早空心，先用井花水调百药煎末一碗，服之，微利。却须得秋葫芦，亦名苦不老，生在架上而苦者，切皮片置疮上，灸二七壮。"

操作方法：将1个新鲜苦瓠切成厚约0.5 cm的片，贴于疮口上，用中艾炷施灸。一般每次可灸3～7壮，以患者感觉温热舒适为度。此法适用于治疗痈疽等。

（四十五）隔藕节灸

隔藕节灸是用藕节做间隔物而施灸的一种灸法。藕节，味甘、涩，性平，入肝、肺、胃经，可止血、化瘀。

操作方法：将一块藕节浸泡于水醋液（温水20 mL，米醋20 mL）内，15 min后取出，切成直径约2.5 cm、厚约0.2 cm的片，上面用中艾炷施灸。每个穴每次可灸5～7壮。此法适用于治疗高血压、脑出血、肺炎及急性支气管炎等，临床效果良好。

（四十六）隔芒硝灸

隔芒硝灸是用芒硝做间隔物而施灸的一种灸法。芒硝，味咸、苦，性寒，归胃、大肠经，有泻下、软坚、清热的功效。

操作方法：取芒硝 20 g，与醋和成糊状，倒入缝制好的双层纱布袋内，用线扎口，再将糊按压成饼，直径约 2.5 cm，厚约 0.3 cm，上以中艾炷施灸。每个穴每次灸 7～9 壮，病情急重者每日可增至 2 次。此法适用于治疗慢性阑尾炎、肠胀气、肠梗阻、急性胃扭转及术后腹胀等。

（四十七）隔赤小豆灸

隔赤小豆灸是用赤小豆做间隔物而施灸的一种灸法。赤小豆，味甘、酸，性平，归心、小肠经，有利水消肿、清热解毒的功效。

操作方法：取赤小豆捣成细粉末，用淡盐水调成膏状，做成饼，直径约 2.5 cm，厚约 0.2 cm，上以中、小艾炷施灸。每个穴每次可灸 6～8 壮。此法适用于治疗风寒湿痹及各种病因引起的下肢水肿，亦可用于治疗尿闭等。

（四十八）隔黄豆灸

隔黄豆灸是用黄豆饼做间隔物而施灸的一种灸法。

操作方法：将黄豆研成粉末，用温开水调成糊状，做成饼，直径约 2.5 cm，厚约 0.2 cm，上面以中艾炷及小艾炷交替施灸。每个穴每次可灸 3～5 壮。此法适用于治疗口腔炎、牙龈炎、脓疱病及下肢溃疡等。

（四十九）隔山药灸

隔山药灸是用山药片做间隔物而施灸的一种灸法。山药，味甘，性平，归脾、肺、肾经，有益气养阴、补脾肺肾的功效。

操作方法：将生山药洗净、去须，用淡盐水浸泡 10 min，取出切片，厚约 0.2 cm，上以中、小艾炷交替施灸。每个穴每次可灸 4～8 壮。此法适用于治疗泌尿系统感染、急慢性肾盂肾炎、肾小球肾炎、老年性腰椎骨质增生等。

（五十）隔牛奶灸

隔牛奶灸是用牛奶浸纸做间隔物而施灸的一种灸法。

操作方法：取鲜牛奶一小杯，将一张宣纸浸泡于牛奶中，吸足牛奶，将纸取出，折成数层，厚约 0.2 cm，置于患处，上以中、小艾炷施灸，纸干后可换新的，每个穴每次可灸 3～5 壮。此法适用于治疗面部痤疮、头面部疖肿、脱发及全身瘙痒等。

(五十一) 隔王不留行灸

隔王不留行灸是用王不留行饼做间隔物而施灸的一种灸法。王不留行，味苦，性平，归肝、胃经，有活血化瘀、下乳利尿的功效。

操作方法：将王不留行焙干成黄褐色，以不焦为度，研成细粉末，用青皮浸泡液调成膏状，做成饼，直径约 2.1 cm，厚约 0.2 cm，上面用中、小艾炷交替施灸。每个穴每次可灸 7～9 壮，隔日灸 1 次。此法适用于治疗胆结石、泌尿系统结石、乳腺炎、肋间神经痛等，止痛效果明显。

第三节　艾条灸法

艾条灸又称艾卷灸，是将艾条点燃后在施灸部位（腧穴）进行熏灸的方法。艾条灸法最早见于《寿域神方》，"用纸窦卷艾，以纸隔之点穴，于隔纸上用力实按之，待腹内觉热，汗出即差（瘥）"。后来在艾绒内加入药物，衍变为"雷火神针""太乙神针"等。艾条灸操作简便，疗效显著，易为患者所接受，故为近代临床常用的一种灸治疗法。现代临床上艾条灸可分为纯艾条灸和加药艾条灸两种。

一、纯艾条灸

(一) 手持艾条灸

手持艾条灸是指医者或患者用手直接拿艾条对准所灸部位施灸的一种方法。艾条悬于施灸部位之上，距皮肤约 3 cm，灸 5～10 min，可使皮肤有温热感而又不至于烧伤皮肤。手持艾条灸的临床操作方法又分为温和灸、回旋灸和雀啄灸三种。

1. 温和灸

施灸者右手将艾条燃着的一端对准施灸部位，直接照射，以患者觉得温热舒服，以至微有热痛感觉为度（见图 1-5）。施灸者左手中指、食指放于被灸腧穴两侧，以感知患者皮肤受热程度。万一落火，便于随时扑救。施灸者左手可轻轻按摩施灸腧穴四周皮肤，以利于热力持久渗透。对于昏厥、局部知觉迟钝的患者，施灸者可以靠自己左手中指、食指感觉患者局部的受热程度，以便随时调节施灸距离、掌握施灸时间和防止灼伤。此法能温通经脉、散寒祛邪，多用于灸治慢性病，临床运用最为广泛。

2. 回旋灸

回旋灸又称熨热灸。将点燃的艾条悬于施灸部位上，距离皮肤 3 cm，平行往复向左右移动或反复旋转施灸，使皮肤有温热感而不至于灼痛（见图 1-6）。一般可灸 20～30 min。此法适用于治疗风湿痹证、神经性麻痹及广泛性皮肤病等。

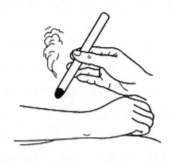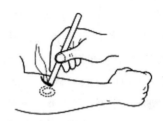

图 1-5　温和灸　　　　　　图 1-6　回旋灸

3. 雀啄灸

艾条燃着的一端，与施灸部位并不固定在一定距离，而是对准腧穴，上下移动，使之像鸟雀啄米那样，一起一落，忽近忽远地施灸（见图 1-7）。一般可灸 5 min 左右。此法多用于治疗昏厥、儿童疾患、胎位不正等。此法因热力较强，应注意避免烫伤皮肤。

（二）隔物艾条灸

隔物艾条灸是在点燃的艾条和所灸部位之间间隔某种物品而施灸的一种灸法，随间隔物的不同，分为不同的方法，临床常用的有胡桃壳灸、胡桃壳眼镜灸和温针灸。

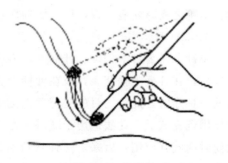

图 1-7　雀啄灸

1. 胡桃壳灸

胡桃壳灸是用胡桃壳做间隔物而施灸的一种灸法。取 1 个胡桃从中线劈开，去仁，取壳（壳有裂缝者不可用）备用。施灸时在壳上钻 3～5 个小孔，内储鸡粪，扣在患病部位上，用点燃的艾条一端于胡桃壳的小孔上熏灸。此法有解毒、消肿、止痛的功效，适用于治疗各种肿毒。

2. 胡桃壳眼镜灸

胡桃壳眼镜灸也是用胡桃壳做间隔物且内纳菊花等药物制成眼镜而施灸于眼部的一种灸法。胡核桃为补肾之品，菊花有清头明目的功效，再以艾条隔着熏灸，能起到补肾养肝、清头明目的效果，故此法适用于治疗某些目疾。此法是在《疡医大全》中记载用核桃皮灸治外科疮疡的基础上，经过临床实践改制而成的。

操作方法：①取 1 个胡桃从中线处劈开，去仁，取壳（壳有裂纹及漏孔者不可用）备用。准备无镜片空眼镜框架 1 副（如无，可用细铁丝弯制），外用医用胶布缠紧，便于隔热，以防烫伤皮肤。镜框的外部用钢丝向内弯一个钩形（长、高各 2 cm），以备插艾条用（见图 1-8）。②配制胡桃壳浸泡液，取菊花 10 g、蝉蜕 10 g、薄荷 10 g、石斛 10 g，用纱布包好，放于大口玻璃瓶内，倒入 250 mL 温水，浸泡 15 min，再将胡桃壳放入药液内，用药包将壳压住，再浸泡 15 min。取出胡桃壳，套在患侧的镜架上，凹面向眼。取 3 cm 长的纯艾条点燃，插于镜架的钩上，然后将镜架戴于患者眼上施灸。每次灸 1～3 壮，以患者耐受度为限，视情况而定。每日灸 1～2 次，10 次为一个疗程，间隔 3～5 天再灸。双眼有病灸双侧，单眼有病灸单侧。施灸时眼睛宜闭上，以便使艾灸后壳内的蒸汽直达病所，患者自觉整个眼区出现潮湿温热感。此法适用于治疗老年性白内障、青光眼、急慢性结膜炎、近视、斜视、视神经萎缩及眼肌麻痹等。施灸期禁食辛辣之物，勿看电视，以免影响疗效。

3. 温针灸

温针灸又名针上加灸、针柄灸、传热灸、烧针尾，是指将毫针刺入腧穴以后，在针柄上插艾条，或在针柄上先套上姜、蒜等物后，再插艾条施灸的一种疗法。此法的目的是使燃烧艾条所产生的热力通过针柄或透过药物作用到皮肤上。此法适用于既需要留针，又需要施灸的疾病。此法早在殷商时期就有应用，后来，张仲景所著的《伤寒论》中也有烧针的记载。明代高武所著的《针灸聚英》中记载："王节斋曰，有为针者，乃楚人之法。其法针于穴，以香白芷做圆饼，套针上，以艾蒸温之，多以取效。"

操作方法：将毫针刺入腧穴，得气后，做适当补泻手法，保留一定深度留针，取 2 cm 长艾条 1 段，套在针柄上端，艾条距皮肤 3 cm 高，点燃艾条下端施灸，热力通过针体传入腧穴，以加强治疗作用（见图 1-9）。

如果患者感到灼痛,可在贴皮肤处用一厚纸片相隔,减轻火力。如选用针柄上插艾条隔物灸时,将姜或蒜切成 0.3 cm 厚的片,然后做一半径切口,套盖在已针刺腧穴上,再插上点燃的艾条进行施灸。待艾条燃尽,除去残灰,此时要注意避免余火脱落烫伤皮肤或引着隔纸。稍停片刻将针取出。此法是一种简单易行的针灸并用方法,临床常用,适用于灸治常见病,如风寒湿痹、闭经、腰痛、脱肛、面瘫等,也适于保健。温针灸也可使用艾绒,但操作起来不如艾条方便。

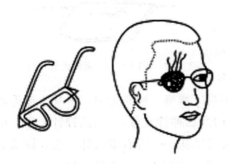

图 1-8　胡桃壳眼镜灸

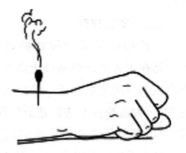

图 1-9　温针灸

二、加药艾条灸

加药艾条灸是用加药艾条施灸的一种方法。其操作方法是将药物艾条点燃后,垫上纸或布,趁热按到腧穴上,使热气透达深部。因临床需求不同,艾绒里掺进的药物处方各异,又分雷火神针、太乙神针、百发神针、艾火针衬垫灸等。

(一)雷火神针

雷火神针是用艾绒和多味药物混合特制的长条形加药艾卷,点燃后在人体一定腧穴上熏烫、按灸,是古代诸多灸法之一。因其操作时将药条实按在腧穴上,很像针,故得名。雷火神针首见于《本草纲目》,记载于“神针火”条之末。

施灸时,先选定腧穴,将药条的一端点燃,在施灸的腧穴上,覆盖10层绵纸或5~7层棉布,再将艾火隔着纸或布,紧按在腧穴上,稍留1~2 s即可(见图1-10)。若艾火熄灭,可再点燃,如此反复施灸。每个穴按灸10次左右。另一种方法是,将药条点燃的一端用7层棉布包裹,紧按在腧穴上，如患者感觉太烫，可将艾条稍提起，等热减再灸，如此反复。正如《针灸大成》中记载："治闪挫诸骨间痛，及寒湿气而畏刺者。"如有条件，可以同时制备两根，当一根熨灸时，点燃另一根，如前根熄灭，立即更换，这样使药力随热力不断渗入肌肤，加强治疗作用。

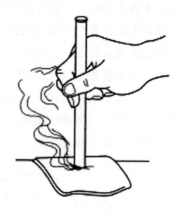

图 1-10　雷火神针

（二）太乙神针

太乙神针是雷火神针的进一步发展，是在雷火神针的基础上改变药物处方而成，应用更加广泛，治疗风寒湿痹、顽麻、痿弱无力、半身不遂等均有效。《太乙神针心法》是最早问世的太乙神针专著。《太乙神针·序》记载："虽有急救之功而焦头烂额，伤其肌肤……唯有雷火针一法，针既非铁，且不着肉，最为善治。但考其药品，多用蜈蚣、全蝎、乌头、巴豆等毒物，率皆猛烈劫制，倘遇孱弱羸怯之躯，贻害不免……太乙神针制同雷火法，而药皆纯正。"

太乙神针艾条制法、施灸操作方法及适应证与雷火神针类似，操作以患者感温热舒适为度。

（三）百发神针

《串雅外编》中有百发神针的记载，其药物处方：乳香、没药、生川附子、血竭、川乌、草乌、檀香末、降香末、大贝母、麝香各 9 g，母丁香 49 粒，艾绒 30 g 或 60 g。其药条制法及施灸操作方法与雷火神针类似。此法适用于治疗偏正头风、漏肩风、鹤膝风、半身不遂、痞块、腰痛、小肠疝气及痈疽等。

（四）艾火针衬垫灸

艾火针衬垫灸简称衬垫灸，是综合雷火神针、太乙神针及隔姜灸而成的一种灸法。操作方法：取干姜片 15 g 煎汁 300 mL，与面粉调成稀糊，涂在 5～6 层干净白棉布上，制成硬衬，晒干后剪成 10 cm 见方的衬垫。施灸时，将衬垫放在腧穴上，再将加药艾条点燃的一端按在衬垫上约 5 s，待局部感到灼热即提起艾条，如此反复 5～6 次，以局部皮肤红晕为度。此法主治痹证、遗尿、阳痿、哮喘、慢性胃肠病等。

第四节　温灸器灸

　　温灸器灸，是将艾放入专门的施灸工具中点燃施灸的一种方法。用灸器施灸，在我国已有悠久的历史，如《肘后备急方》记载用瓦甑做灸器，《备急千金要方》记载用苇管做灸器，《古今医鉴》记载以铜钱做灸器，《针灸易学》记载用泥钱做灸器，《外科图说》绘有灸板和灸罩图，还出现了银制灸器和面碗灸器，这已是当时专用的灸器。用温灸器施灸，可以较长时间地连续给予患者舒适的温热刺激，且使用方便。目前临床上常用的有以下三种。

一、温灸筒灸

　　温灸筒灸是用一种特制的筒状金属灸具，内装艾绒或在艾绒中掺适量药物，点燃后置于患处或腧穴上反复温熨的一种方法。灸器有多种，大都底部有许多小散热孔，内有小筒一个，可以装艾绒及药物，艾火的温热通过小散热孔透达腧穴肌肤之内。温灸筒常用的有平面式和圆锥式两种，平面式适用于较大面积的灸治，圆锥式作为小面积的点灸用（图 1-11）。

　　操作方法：先将艾绒及药物放入小筒点燃，然后在施灸部位上来回熨烫，至局部发热出现红晕、患者感觉舒适为宜。一般每次灸 15～30 min。此灸法适用于治疗风寒湿痹、腹痛、腹泻、腹胀等。

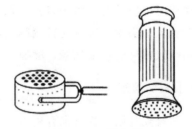

图 1-11　温灸筒

二、温灸盒灸

　　温灸盒灸是用一种特制的盒形木制灸具，内装艾卷固定在一个部位而施灸的方法（见图 1-12）。此法最早记载于《肘后备急方》："若身有掣痛，不仁，不随处者，取干艾叶一斛许，丸之，内瓦甑下，塞余孔，唯留一目，以痛处着甑目，下烧艾以熏之，一时间愈矣。"现代的温灸盒灸法就是在此基础上发展起来的。

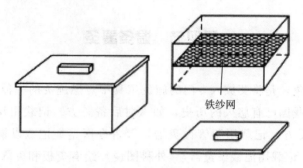

铁纱网

图 1-12　温灸盒

温灸盒按其规格分大、中、小三种：大号长 20 cm，宽 14 cm，高 8 cm；中号长 15 cm，宽 10 cm，高 8 cm；小号长 11 cm，宽 9 cm，高 8 cm。温灸盒的制作：取规格不同的木板，厚约 0.5 cm，制成长方形木盒，上面制作一个可随时取下的盖，与盒的底部大小相同，在盒内中下部安置铁纱网一块，距底边 3～4 cm。操作方法：施灸时，把温灸盒安放于应灸部位的中央（施灸部位应平坦），点燃艾卷后，对准腧穴置于铁纱上，盖上盒盖（注意不能全部盖严，要留有一定的缝隙，使空气流通，艾卷充分燃烧）。温灸盒盖可根据温度高低进行调节，若盒内温度过高，患者不能耐受时，应及时将盖子打开。每次可灸 15～30 min，并可一次灸附近的多个腧穴。临床上常常先针刺腧穴，再在上面套上艾灸盒。此灸法适用于灸治一般常见病，如痛经、腰痛、腹泻等。

三、苇管灸

苇管灸是用苇管（也有用竹管的）作为灸器，插入耳内施灸的一种方法（见图 1-13）。此灸法早在唐初已有记述，如《备急千金要方》记载："卒中风口㖞，以苇筒长五寸，以一头刺耳孔中，四畔以面密塞，勿令泄气，一头内大豆一颗，并艾烧之令燃，灸七壮差（瘥）。"后来的《针灸大成》及《针灸集成》均有记述。

苇管灸器制法：目前临床应用的有两种。①一节型苇管灸器：其苇管口直径 0.4～0.6 cm，长 5～6 cm，苇管的一端做成半个鸭嘴形，另一端用胶布封闭，以备插入耳道内施灸。②两节型苇管灸器：放艾绒的一节口径较粗，直径 0.8～1 cm，做成半个鸭嘴形，长 4 cm；另一节为插入耳道端，口径较细，直径 0.5～0.6 cm，长 3 cm，将该节插入前节，连接成灸

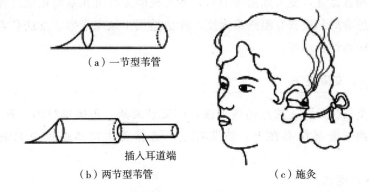

（a）一节型苇管

插入耳道端
（b）两节型苇管

（c）施灸

图 1-13　苇管灸

器，插入耳一端用胶布固定、封闭，以备施灸用。

操作方法：施灸时，取半个花生米大小一撮细艾绒，置于苇管器半个鸭嘴形处，点燃，将苇管用胶布封闭一端插入耳道内，施灸时耳部有温热感觉，灸完 1 壮，再换 1 壮，每次灸 3～9 壮，10 次为一个疗程。此灸法适用于治疗面瘫、眩晕、耳鸣等。

第五节　其他艾灸法

一、艾饼灸法

艾饼灸法是将艾绒平铺在施灸处，借助外部热源，热力穿透艾绒渗透肌肤，共同发挥热熨及艾的双重作用。艾绒铺好之后松紧适中，似饼状，故称艾饼。艾饼灸包括熨灸和日光灸两种。

（一）熨灸

熨灸是将艾绒平铺在腧穴部位或腹部，上面再盖几层棉布，用熨斗或热水杯在上面往返温熨，以患者有温热感为度，发挥热熨及艾的双重作用。此法适用于风寒湿痹、寒性腹痛、腹泻等。

（二）日光灸

日光灸是将艾绒铺在患处或腧穴上，在日光下暴晒，每次 10～20 min。此法既有日光浴的作用，又有艾的作用。施灸时应注意：非施部位用物遮盖好，夏天要谨防中暑，冬天或阴天时可在室内用远红外灯代替，以患者局部皮肤有温热感为度。此法适用于风寒湿痹、皮肤色素变性及慢性虚弱性疾病等。

二、艾熏灸法

艾熏灸法是将艾绒点燃或加热，用艾烟或蒸汽熏熨患处的一种灸法。此法强调施灸部位必在上，热艾在下。艾熏灸法包括烟熏灸和蒸汽灸两种。

（一）烟熏灸

烟熏灸是将艾绒放在杯子内点燃，用艾烟熏灸患处或腧穴，以达到治病目的。此灸法又叫温杯灸，临床上适用于风寒湿痹等。

（二）蒸汽灸

蒸汽灸是取艾绒或艾叶适量，放入容器内加水煎煮，边煮边用蒸汽熏患处，也可煮好后盛于盆中，用蒸汽熏腧穴或患处。此法适用于风寒湿痹证、虚寒腹痛、胀满、泄泻等。

第六节　其他药物灸法

灸法除用艾作为施灸材料外，尚有用其他物品作为施灸材料的灸法。

一、药物火热灸法

（一）硫黄灸

硫黄灸是用硫黄作为施灸材料的一种灸法。硫黄，味酸，有毒，入肾、大肠经，有解毒杀虫、燥湿止痒的功效。《太平圣惠方》记载："其经久瘘，即用硫黄灸之。灸法：右用硫黄一块子，随疮口大小定之，别取少许硫黄，于火上烧之，以银钗脚挑之取焰，点硫黄上，令着三五遍，取脓水，以疮干差（瘥）为度。"《外科精义》将此灸法命名为硫黄灸法。

操作方法：按疮口大小取硫黄一块，固定于施灸部位上。另取硫黄少许引燃，点燃疮口上的硫黄块，火灭再点，直至疮口脓水蒸干为度。此法适用于顽固性疮疡及形成瘘管者。

（二）黄蜡灸

黄蜡灸是将黄蜡烤热熔化，用以施灸的方法。黄蜡，性平，有收涩、生肌、止痛、解毒的功效。《肘后备急方》记载："火灸蜡以灌疮中。"《疡医大全》记载颇详，《医宗金鉴》《串雅外编》并名之为黄蜡灸。

操作方法：将湿面团沿疮疡根部围成一圈，高出皮肤 3 cm 左右，圈外再围几层布，避免烘烤正常皮肤。圈内置优质黄蜡片约 1 cm 厚，用铜勺（或铁勺）盛炭火在蜡上烘烤，使之熔化，皮肤有热痛感即可。如疮疡肿毒较深，可随灸随添蜡，以添到面圈满为度。如灸至蜡液沸动，患者施灸处初为痒感，继而痛不可忍，应立即除去铜勺炭火，停止治疗。灸完，洒些凉水于蜡上，待蜡液冷却凝固后揭去围布及面圈，除去蜡块。此法与近代蜡疗有相似之处，有拔毒消肿的作用，适用于治疗风寒湿痹、无名肿毒、痈疖等。

（三）烟草灸

烟草灸是用香烟代替艾卷施灸的一种灸法。在没有艾卷的情况下，用香烟代替艾卷，灸至局部皮肤潮红、皮内温热为度。此法有温经、散寒、活血的作用，适用于治疗风寒湿痹、寒湿痛经、冻疮等。

（四）灯火灸

灯火灸又名灯草灸、灯芯灸、打灯火、十三元宵火，是用灯芯草蘸麻油，点燃后快速按在腧穴或病变部位进行焠烫的方法。此法具有疏风散寒、温经通络、活血化瘀、散结消肿、祛风止痒、通经止痛等功效。此法首见于《本草纲目》："灯火，主治小儿惊风、昏迷、搐搦、窜视诸病，又治头风胀痛，视头额太阳络脉盛处，以灯火蘸麻油点灯焠之良。外痔肿痛者，亦焠之。"《小儿惊风秘诀》记载："小儿诸惊，仰向后者，灯火焠其囟门、两眉际之上下；眼翻不下者，焠其脐之上下；不省人事者，焠其手足心、心之上下；手拳不开，目往上者，焠其顶心、两手心，撮口出白沫者，焠其口上下、手足心。"《幼幼集成》称此法为"幼科第一捷法"，具有"疏风散表、行气利痰、解郁开胸、醒昏定搐"的作用。

操作方法：①点穴，根据病情选定腧穴，用有色水笔作一标记。②燃火，取灯芯草 4～8 cm，一端浸入油（芝麻油或其他植物油均可）中约 1 cm，燃火前用软绵纸吸去灯芯草上的浮油，以防止点火后油滴下烫伤皮肤。施术者以手拇指、食指捏住灯芯草上 1/3 处，即可点火，火焰不要过大。③爆焠，将点火一端向腧穴移动，待火焰略变大，则立即垂直接触腧穴标志点，要做到动作快速，一触即离，灯芯草随即发出清脆的"啪啪"声，火亦随之熄灭（见图1-14）。如无"啪啪"声，应重复施灸一次。一般灼灸 2～4 次。一经烧灼后，局部皮肤会有一点发黄，偶尔也会起小泡，则恰到好处。灸后局部应保持清洁，如果水泡破裂，可涂些甲基紫，防止感

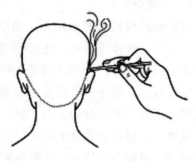

图 1-14 灯火灸

染。此法适用于治疗小儿急性病症，如惊风、吐泻、麻疹等。

（五）桃枝灸

桃枝灸是以桃树干枝作为施灸材料的一种灸法。《本草纲目》称之为"神针火"。操作方法：将桃树干枝削成木针，长 15～20 cm，如艾条状，阴干备用。施灸时，用三五层绵纸衬于患处，把干桃木针蘸麻油点燃明火，吹灭火焰，趁热施灸，类似雷火针法。此法适用于治疗风寒湿痹、心腹冷痛及阴疽等。

（六）桑枝灸

桑枝灸是将桑枝点燃后，以炭火在疮口上灸治的一种灸法。《医学入门》记载："桑枝灸法，治发背不起，发不腐。桑枝燃着，吹熄火焰，以火头灸患处。日三五次，每次片时，取瘀肉腐动为度。若腐肉已去，新肉生迟，宜灸四周。"《外科正宗》主张"用新桑木，长七寸，劈指大，一头燃着向患处灸之。火尽再换，每次灸木五六条，肉腐为度"。《本草纲目》称此灸法为"桑柴火"。

操作方法：取桑木（或粗桑枝），劈成手指样粗，点燃明火，再吹灭火焰，以火头灸患处，燃烬再换一根。此法具有解毒止痛、消肿散瘀、助阳生肌的作用。未破溃者，用之能拔毒止痛；已溃者，可补接阳气、去腐生肌。此法适用于治疗疮疡肿毒、瘰疬、流注、臁疮和顽疮等。

（七）药锭灸

药锭灸又名药片灸，是将多种药品研成粉末和硫黄熔化在一起，制成药锭放在腧穴上，点燃后施灸的一种方法。因药锭所用药物组成及施灸部位的不同，故临床适应证也各异。如《种福堂公选良方》中香硫饼〔将麝香 6 g、朱砂 12 g、硼砂 6 g、细辛 12 g 研成粉末，皂角刺 6 g、川乌尖

（原著无剂量）一起用 250 g 黄酒煮干成粉末，硫黄 200 g］适用于治疗寒湿证等；《医宗金鉴》中阳燧锭（蟾酥末、朱砂末、川乌末、草乌末各1.5 g，直僵蚕 1 条研成粉末，和匀，硫黄 45 g 置勺内，微火炖化，再加入蟾酥等粉末，搅匀；再入麝香 0.6 g、冰片 0.3 g，搅匀）适用于治疗痈疽流注、经久不消、内溃不痛等；《本草纲目拾遗》中救苦丹［有两种配方：其一，麝香 3 g、朱砂（水飞）6 g、硫黄 9 g；其二，麝香 1.5 g、朱砂（水飞）4.5 g、硫黄 15 g、樟脑 4.5 g］适用于治疗风痹、跌仆、小儿搐搦等。

（八）药捻灸

药捻灸是用多种药物粉末制成药捻以施灸的一种灸法。《本草纲目拾遗》称之为"蓬莱火"："西黄、雄黄、乳香、没药、檀香、麝香、火硝各等份。去西黄加硼砂、草乌皆可。用紫绵纸裹药末，捻作条，如官香粗，以紧实为要。治病，剪二分长一段，以粽粘肉上，点着……治风痹、瘰疬，俱按患处灸；水胀、膈气、胃气，按穴灸。"

施灸时，取药捻成 0.5～1 cm 长的段，用糯糊粘患处或腧穴上，点燃灸之。此法适用于治疗风痹、瘰疬、水肿、脘腹胀满等。

（九）药熏灸

药熏灸是利用药液蒸汽代替艾灸，熏灸患处或腧穴而达到治病目的的一种灸法，类似于艾熏灸。它发挥了针灸、理疗、湿敷的共同作用。《五十二病方》用秋竹煎煮的蒸汽以熏灸治疗"火烂"；《理瀹骈文》用补中益气汤做熏灸，治疗久痢体虚或血崩、脱肛等。临床上药熏灸可与其他疗法结合在一起使用，如先施针、后熏灸，带针在中心区域熏灸，先药敷、后熏灸，药敷的同时熏灸。因其药物处方及治疗部位不同，适应证也不一样。常用的药熏灸有以下几种。

1. 棉籽蒸汽灸

将适量棉籽水煎后，用蒸汽熏灸患部。此法适用于治疗冻伤等。

2. 姜椒蒸汽灸

将生姜、辣椒各等份水煎后，用蒸汽熏灸患部，水温合适后再洗患部。两药外用均有温经散寒的功效，故此法适用于治疗冻疮等。

3. 侧柏叶蒸汽灸

将适量侧柏叶水煎后，用蒸汽熏灸患部。此法适用于治疗鹅掌风等。

4. 枸杞根蒸汽灸

将适量枸杞根水煎后，用蒸汽熏灸患部。此法适用于治疗痔疮等。

5. 巴豆酒蒸汽灸

取去壳巴豆5～10粒，投入50度至60度的250 mL白酒中，用火煮沸后，将酒倒入杯中，趁热用蒸汽熏灸劳宫穴。此法适用于治疗口眼㖞斜等。

6. 五倍子蒸汽灸

将五倍子250 g、白矾10 g用水煎沸后，倒入木桶内，令患者坐于桶上，以蒸汽熏灸。此法适用于治疗直肠脱垂等。

7. 乌梅蒸汽灸

将乌梅60 g，石榴皮、五味子各10 g水煎后，倒入盆内或大桶中，对准患部，用蒸汽熏灸。

8. 葱白蒸汽灸

将葱白500 g、蒲公英60 g、牙皂15 g研成细粉末，水煎后倒入大杯中，对准患部用蒸汽熏灸。

9. 荆防蒸汽灸

将荆芥、防风、去皮大蒜、艾叶各等份水煎后，倒入桶中，对准患部用蒸汽熏灸。此法适用于治疗风湿性关节炎、坐骨神经痛等。

10. 海桐皮蒸汽灸

将海桐皮、透骨草各30 g，乳香、没药、川椒、红花、威灵仙、甘草各9 g，当归18 g，牡丹皮、白芷、川芎各12 g，水煎后倒入盆中，对准患部用蒸汽熏灸。此法适用于治疗骨结核等。

11. 八仙逍遥蒸汽灸

将荆芥、防风、当归、黄柏、苍术各18 g，川芎、牡丹皮各12 g，苦参60 g，花椒30 g，水煎后倒入盆中，对准患部用蒸汽熏灸。此法适用于治疗骨结核等。

12. 地肤子蒸汽灸

将地肤子、蛇床子各30 g，白鲜皮、苦参各15 g，川椒9 g，白矾3 g，共同水煎后倒入盆中，对准患部用蒸汽熏灸。此法适用于治疗湿疹等。

（十）竹茹灸

竹茹灸是以竹茹做炷而施灸的一种方法。《千金翼方》记载："刮竹箭上取茹作炷，灸上二七壮，即消矣。"此法有解毒、消肿、止痛的作用，适用于治疗痈疽疔毒、蛇咬伤等。

（十一）麻叶灸

麻叶灸是用大麻的叶和花捣碎做炷，类似艾炷灸的一种灸法。《串雅外编》记载："麻叶灸治瘰疬疮。七月七日采麻花，五月五日采麻叶，捣作炷圆，灸疮上百壮。"此法有消肿散结、生肌敛疮的作用，适用于治疗瘰疬、疮疡、漏疮等。

（十二）线香灸

线香灸是用线香点燃后，快速按在腧穴上进行焠烫的一种方法。也可按艾条温和灸法操作。此法适用于治疗哮喘、鼓胀、毛囊炎等。

（十三）火柴头灸

火柴头灸是将火柴擦着后，快速按在腧穴上进行焠烫的一种方法。操作方法似灯火灸。此法适用于治疗流行性腮腺炎等。

（十四）神灯照灸

将特制药条用麻油浸透晾干，点燃明火，谓之神灯。用神灯徐徐烘照选定部位以治疗病症，谓之神灯照灸。通用处方：雄黄、朱砂、血竭、没药各 6 g，麝香 1.5 g。制法：将以上药材一起研成粉末，每次用药 1 g，用桑皮纸裹起来，做成条状，长约 20 cm，用麻油浸透备用。

操作方法似雷火神针。施灸时，将神灯点燃，距患部 3 cm 左右，徐徐烘照，以皮肤温热为度。此法适用于治疗疮疡初起，有消肿、溃坚、止痛的作用。

（十五）壮医药线灸

将麻线在活血芳香类中药液中浸泡一定时间后捞出阴干，放在密闭容器中备用。

操作方法：用拇指、食指持线的一端，并露出线头 1～2 cm，将露出的线头在煤油灯上点燃，然后直接按压在腧穴上，一次火灭即为 1 壮，每处常灸 3～5 壮。

二、药物非火热灸法

药物非火热灸法包括天灸和药物敷灸。天灸，古代称为自灸，近代称为药物发泡疗法。唐代孙思邈最先提出"天灸"一词，天灸是指将对皮肤有刺激性的天然药物涂敷于腧穴或局部，使其自然发泡以达到治疗目的的一种灸法。灸后局部皮肤呈现潮红、充血，甚至起泡、化脓。天灸疗法既可通过药物对腧穴的刺激发挥经络的作用，又可通过药物在特定部位的吸收发挥药物自身的药效，故临床使用广泛，可以疏通经脉、行气活血、调节脏腑功能、调整阴阳平衡，从而起到治病防病的作用。天灸疗法虽属非火热灸法，但它可使皮肤发泡，取得类似发泡灸、瘢痕灸的效果。现代医学研究证明，天灸疗法可调动机体的神经体液调节系统，提高机体的免疫功能。药物敷灸也是采用艾叶以外的其他药物施灸，但这些药物对皮肤的刺激性较小，不会引起发泡反应。药物敷灸与天灸基本原理是相通的，只是二者所采用的药物特性不同。现将二者常用方法简要介绍如下。

（一）天灸

1. 毛茛叶灸

毛茛，又名天灸草、自灸草，一般多鲜用。其味辛，性温，有毒，外用发泡，可止痛、截疟。《千金翼方》记载："治瘰疬未溃者，宜天灸，以毛茛鲜者捣泥，缚疬上，帛束之。俟发泡弃之。"《太平圣惠方》记载："治阳黄，面目、全身俱黄如橘色，宜老虎脚（毛茛）草捣烂如泥，缚寸口，俟发泡，挑去黄水，净帛裹护。"《本草纲目》记载："山人截疟，采叶援贴寸口，一夜作泡如火燎。"

操作方法：将适量鲜毛茛叶捣烂，敷于患处或腧穴上，初时有热辣之感，继而局部皮肤潮红、充血，稍后呈现水泡。发泡后，局部遗有色素沉着，以后可自行消退。

此法适用于治疗瘰疬、鹤膝风、黄疸、哮喘、风湿性关节炎、类风湿关节炎等。

2. 旱莲草灸

旱莲草，味酸，性寒，有养阴益肾、凉血止血的功效。《针灸资生经》记载："乡居人用旱莲草椎碎，真在手掌上一夫（四指间也），当两筋中以古文钱压之，系之以故帛，未久即起小泡，谓之天灸，尚能愈疟。"

操作方法：取鲜旱莲草捣烂成泥膏状，敷于大椎上，胶布固定即可。敷灸时间为3～4 h，以局部潮红或起泡为度。

此法适用于治疗各种疟疾。

3. 蒜泥灸

大蒜，味辛，性温，有辣臭气，有解毒、消肿、杀虫等功效。《串雅外编》有"治喉痹……独蒜瓣半枚，银朱少许，共捣如泥，摊膏药上，贴眉心印堂穴，如起泡流水无大碍勿误入目"的记载。《食物本草会纂》中记载以独头蒜捣烂，麻油和研，厚贴肿处，干则易之，可治一切肿毒。

操作方法：将紫皮大蒜捣烂如泥，取 3～5 g 贴敷于腧穴上，敷灸 1～3 h，以局部皮肤发痒、发赤或起泡为度。

此法适用于治疗痈疽、瘰疬、牙痛、喉痛、白癜风、顽癣等。

4. 斑蝥灸

斑蝥，味辛，性寒，有大毒，发泡攻毒蚀疮，破血散结。《神农本草经》记载："斑蝥，主恶疮……以其末和醋，涂布于疮疽上，少倾发泡脓出，旋即揭去。"《肘后备急方》记载："治疗痈、肿毒，以斑蝥一枚，去足、翅，捻破，复以针画疮上，作米字，以之封上，俟发赤起即揭去。"《本草纲目》记载："治疣痣黑子，斑蝥三枚，人言少许，入糯米五钱炒黄去米，和蒜一枚，捣烂点之。"《外台秘要》中记载，斑蝥用蜜调涂，适用于治疗恶疮。

操作方法：先将一块胶布中间剪一个豆子大小的孔，贴在施灸部位上，以保护周围皮肤免受腐蚀。将适量斑蝥研成细粉末，取少许置于胶布孔中，上面再贴一块胶布固定即可，以敷灸至局部起泡为度。

此法适用于治疗顽癣、白斑、着痹、胃痛、黄疸等。

5. 白芥子灸

白芥子，味辛，性温，有温肺祛痰、利气散结、通络止痛的功效。《五十二病方》记载："蚖……以蓟印其中颠……"据考古学家考证，"蚖"，即一种毒蛇；"蓟"，音"介"，即芥子泥；中颠，即头顶中部，指百会穴。本句的意思：用芥子泥敷于头顶百会穴，使局部红赤发泡，以治疗蚖蛇咬伤。《张氏医通》记载："冷哮灸肺俞、膏肓、天突，有应有不应。夏日三伏中，用白芥子涂法，往往获效。方用白芥子净末一两，延胡索一两，甘遂、细辛各半两，共为细末，入麝香半钱，杵匀，姜汁调涂肺俞、膏肓、百劳等穴，涂后麻督疼痛，切勿便去，候三炷香足，方可去之。十日后涂一次，如此三次。"

操作方法：将适量白芥子研成粉末，醋调为糊膏状，每次用 5～10 g 贴敷在腧穴上，油纸覆盖，胶布固定；或用白芥子细末 1 g，放于直径 3 cm 的圆形胶布中央，直接贴敷在腧穴上。敷灸时间为 2～4 h，以局部充血潮红或皮肤起泡为度。若局部有灼热感，可提前取下。

此法适于治疗风寒湿痹、哮喘、肺痨、口眼㖞斜等。

6. 威灵仙灸

威灵仙，味辛，性温，有祛风湿的功效。《生草药性备要》中记载，将威灵仙嫩叶捣成糊状，加入少量红糖搅拌均匀，取蚕豆大药糊贴敷于腧穴上，外以纱布覆盖，胶布固定，经一夜起泡。贴于天容，用于治疗乳蛾；贴于太阳穴，用于治疗急性结膜炎；贴于身柱，用于治疗百日咳；贴于足三里，用于治疗痔疮下血。用此灸法，如果局部出现蚁行感，应将糊去掉，以起泡为度，避免过度刺激。

7. 葱白灸

葱白，味辛，性温，有解表、通阳、解毒的功效。将适量葱白捣成泥状，敷于患部或腧穴上，外用发泡，治疗腹腔积液、喉痹、呕吐、疥疮、银屑病等。

8. 巴豆灸

巴豆，味辛，性热，有大毒，归胃、大肠、肺经，内服泻下冷积，逐水退肿，涌吐；外用蚀疮，发泡。按腧穴或直接敷患处，可治耳聋、风湿痛、疟疾等。

操作方法：将巴豆霜、雄黄各等研成细粉末混匀，在疟疾发作前5～6 h，敷贴于患者两耳后的乳突部（相当于完骨穴处），胶布固定，敷灸7～8 h后取下，可控制疟疾发作。《串雅外编》中记载，用巴豆仁少许，雄黄0.9 g混合研成细粉末，贴于太阳穴，治疗急、慢性结膜炎。

9. 半夏灸

半夏，味辛，性温，有毒，有燥湿化痰、降逆止呕、消痞散结的功效。外敷发泡，可治疗瘰疬、痰核、癣疥、阴疽、肿毒等。《肘后备急方》中记载，将生半夏研成粉末，用鸡蛋白调敷患处，用于治疗痈疽发背及乳疮。

（二）药物敷灸

1. 马钱子灸

马钱子，味苦，性寒，有毒，归肝、脾经，有止痛、通络、解毒消肿的功效。将适量马钱子研成细粉末，敷在腧穴上，用胶布固定。此法适用于治疗面瘫，可敷贴颊车、地仓穴。

2. 天南星灸

天南星，味苦、辛，性温，有毒，可燥湿化痰、祛风止痉，外敷具有散血、解毒、消肿、止痛的功效，可用于治疗痰瘤结核、痈肿疮毒。《严氏济生方》中记载，以南星末醋调贴患处，治皮肌、头面上生瘤及结核；《简易方》中记载，以醋调天南星末治身面疣。也有人用生姜汁调天南星末，敷于颊车、颧髎穴治疗面瘫。

3. 甘遂灸

甘遂，味苦，性寒，有毒，具有泻水饮、破积滞、通二便等功效。将适量甘遂研成细粉末，敷在腧穴上，用胶布固定。亦可用甘遂末加入适量面粉，再以温开水调成糊状，贴于腧穴上，外以油纸覆盖，胶布固定。此法适用于治疗疟疾、水肿、便秘等。临床上治疗哮喘，可敷肺俞；治疗疟疾，可敷大椎；治疗尿潴留，可敷中极。

4. 吴茱萸灸

吴茱萸，味辛、苦，性温，有毒，有温中止痛、降逆止呕的功效。《本草纲目》记载："咽喉口齿生疮者，以茱萸末醋调，贴两足心，移夜便愈。其性虽热，而能引热下行，盖从治之义。"将适量吴茱萸研成细粉末，用陈醋调成糊状，敷于腧穴上，油纸（或塑料布）覆盖，以胶布固定。每日敷灸 1 次。此法适用于治疗脘腹寒痛、胃寒呕吐、虚寒久泻、小儿水肿等。

5. 鸦胆子灸

鸦胆子，味苦，性寒，有小毒，归大肠、肝经，有清热解毒的功效。《医学衷中参西录》记载："治稠毒及花柳毒淋，捣烂醋调敷疔毒。善治疣。"将鸦胆子去壳取仁，捣烂敷在患处，用胶布固定。此法适用于治疗寻常疣（注意不可将药膏敷于正常皮肤上），可使之脱落后不留瘢痕。

6. 生附子灸

《肘后备急方》记载："治寒热诸症，临发时，捣大附子（有毒性，能发泡）下筛，以苦酒（醋）和之，涂背上（大椎穴）。"将适量生附子研成细粉末，加水调成糊状敷于腧穴上，用胶布固定。敷灸涌泉穴，可用于治疗牙痛等。

7. 五倍子灸

五倍子，味酸、涩，性寒，归肺、大肠、肾经，有敛肺降火、涩肠、固精、敛汗、止血的功效。《中国灸法集粹》中记载用于治疗小儿遗尿，将五倍子、何首乌等研成细粉末，贮瓶备用。敷灸时取药末 6 g，用醋调成糊膏状，贴敷于脐窝（神阙）上，盖纱布（或油纸），胶布固定即可。每晚临睡前贴敷，次日晨起取下，3 次为一个疗程。

8. 蓖麻子灸

蓖麻子，味甘、辛，性平，有毒，入大肠、肺经，有消肿拔毒、润肠通便的功效。将适量蓖麻子去壳，捣烂如泥，敷于腧穴或患处，用胶布固定。

9. 细辛灸

细辛，味辛，性温，入肺、肾经，有祛风散寒止痛、温肺化饮宣窍的作用。将适量细辛研成细粉末，用陈醋调成糊状，敷于腧穴上，外覆油纸，用胶布固定。敷于涌泉穴或神阙穴，可用于治疗小儿口疮。

10. 桃仁灸

将桃仁 60 g、杏仁 6 g、栀子 20 g、胡椒 3 g、糯米 2 g 研成细粉末，以鸡蛋清调制成糊状，分为 4 份，贴敷于双侧涌泉及同涌泉相对的足背阿是穴处，以油纸覆盖，胶布固定。敷灸 12 h 后去药洗净，然后隔 12 h 再敷灸第 2 次，敷灸 3 次为一个疗程。此法适用于哮喘发作期。

11. 薄荷叶灸

薄荷叶，味辛，性凉，入肺、肝经，有疏风散热、解毒透疹的功效。将适量鲜薄荷叶捣烂如泥，捏成蚕豆大药丸数个，施灸时以手指轻压贴于腧穴上，每次选用 2～3 个腧穴，每日敷贴 1～2 次，每次 4～6 h，多选头部腧穴。此法适用于治疗外感头痛等。

第七节 电灸法

一、电热灸

电热灸是利用电作为热源的一种灸法。常用的电热灸器具有吹风式和温控式两种。近年不断推出的各种治疗仪，如频谱仪、远红外治疗仪等均可作为电热灸器具。本法也适用于其他灸法的适应证。与传统灸法相比，电热灸无烟雾、无损伤，还可省去人工手持艾条，但缺少艾绒自身的药物作用。

操作方法：根据病症选取腧穴，接通电热灸器具的电源，选择适宜温度，进行直接灸或间接灸。每次灸 10～15 min，10 次为一个疗程。

二、电子温针灸

电子温针灸是用电热作用代替艾卷、艾炷配合毫针做温针而治疗疾病的一种灸法。其与电针的区别在于有温热作用。本法临床应用广泛，适用于治疗痹证、中风、哮喘、腹痛等。

操作方法：根据病症选取腧穴，用毫针刺入腧穴得气后，接通电子温针灸设备。每次灸 15～30 min，10 次为一个疗程。

三、激光灸

激光灸是用功率较大的二氧化碳激光器产生的激光束照射腧穴的一种灸法。将激光束直接照射在皮肤表面产生温热作用，类似于直接灸；也可隔物照射腧穴，类似于隔物灸。本法多用于治疗皮肤病。

操作方法：将激光器开机，并调至最佳工作状态。根据病症选取腧穴，患者取合适体位。缓慢调整功率，一般可调至 100～200 MW/cm，角质层厚的部位可略高，但不宜超过 250 MW/cm。照射距离为 15～20 cm，以局部舒适有温热感为宜，勿过热。每次照射 10～15 min。

第八节　保健灸法

一、概述

保健灸法在我国有悠久的历史。早在晋代葛洪所著的《肘后备急方》就有"断温病令不相染……密以艾灸患者床四角，各一壮，不得令知之，佳也"的记载，指出以艾叶熏灸住室，可以防止传染病的蔓延。隋代巢元方所著的《诸病源候论》记载："河洛间土地多寒，儿喜病痉，其俗生儿三日，喜逆灸以防之；又灸颊以防噤。"《医心方》把这种无病先施灸的方法称为"逆灸"，也就是现代常说的保健灸法。唐代孙思邈所著的《备急千金要方》也有"凡人吴蜀地游宦，体上常须三两处灸之，勿令疮暂瘥，则瘴疠、温疟、毒气不能着人也"的记载。宋代窦材在《扁鹊心书》中更是大力提倡保健灸法，指出"人于无病时，常灸关元、气海、命门、中脘……虽未得长生，亦可保百余年寿矣"。《医说》还有"若要安，丹田、三里常不干"的说法。在用灸法预防中风时，《针灸大成》则主张"便宜急灸三里、绝骨四处，各三壮""如春交夏时，夏交秋时，俱宜灸，常令二足有灸疮为妙"。《外台秘要》甚至提到"凡人年三十以上，若不灸三里，令人气上眼暗"。在取神阙穴用艾熏脐法防病时，《医学入门》提到"凡一年四季各熏一次，元气坚固，百病不生"。历代医学名著记载了许多养生健身的实例，如《扁鹊心书》记载："保命之法，灼艾第一，丹药第二，附子第三。人至三十，可三年一灸脐下三百壮；五十，可二年一灸脐下三百壮；六十，可一年一灸脐下三百壮，令人长生不老。余五十时，常灸关元五百壮……渐至身体轻健，羡进饮食。六十三时，因忧怒，忽见死脉于左手寸部，十九动而一止，乃灸关元、命门各五百壮。五十日后，死脉不复见矣。每年常如此灸，遂得老年康健。乃为歌曰：一年辛苦唯三百，灸取关元功力多，健体轻身无病患，彭篯寿算更如何。"《针灸资生经》记载："旧传有人年老而颜如童子者，盖每岁以鼠粪灸脐中一壮故也。"《旧唐书》记载："……吾初无术，但未尝以元气佐喜怒，气海常温耳。"《医学汇言》记载："本朝韩雍侍郎，讨大藤峡获一贼年逾百岁，而甚壮健，问其由，曰：少时多病，遇一异人教令每岁灸脐中，自后健康云。"这足以说明古人是非常重视养生之道的，常把灸疗当成生平大事，定期施灸。

近人承淡安也很注重保健灸法，其所编的《针灸杂志》中记载："每月初一日起灸到初七日止，每日卯时灸到辰时。每逢艾灸时，艾团如小莲子大，如痛则除之。姜片用与不用，随人自便，均至知痛则止而已。每逢初一日，每足灸二十六壮，初二日灸七壮，初三至初七日均同初二日之法行之。"如能坚持施灸，于益寿延年必有好处。

保健灸法具有调整和提高机体免疫功能、增强机体抗病能力的作用。由于保健灸法操作简便，并且老少适宜，效果又好，已逐渐被人们所重视和采用。我们应进一步研究、提倡和推广保健灸法，使其对人们的健康发挥更大的作用。

二、常用腧穴及方法

（一）神阙

神阙又名脐中，属任脉，有温补元阳、健运脾胃、复苏固脱的功效。在此穴施灸可益气延年，一向受到人们的重视。由于所用的药物不同，神阙灸分为神阙隔姜灸、神阙隔盐灸和神阙炼脐法等。

1. 神阙隔姜灸

取 0.2～0.4 cm 厚的鲜姜一块，用针穿数个小孔，盖于脐上，然后放置小艾炷或中艾炷于姜片上点燃施灸。每次灸 3～5 壮，隔日 1 次，每月灸 10 次，最好每晚 9 时施灸。每次以灸至局部温热舒适、灸处稍红晕为度。

2. 神阙隔盐灸

《类经图翼》记载有在神阙穴行隔盐灸："若灸至三五百壮，不唯愈疾，亦且延年。"如用于保健，可取适量干净食盐，研成细粉末填满脐窝，上面放置小艾炷或中艾炷施灸。所灸壮数、时间及感觉与神阙隔姜灸相同。两种方法亦可配合使用。谨防烫伤。

3. 神阙炼脐法

药物处方：生五灵脂 24 g、生青盐 15 g、乳香 3 g、没药 3 g、夜明砂 6 g（微炒）、地鼠粪 9 g（微炒）、木通 9 g、干葱头 6 g、麝香少许。以上药物研成细粉末备用。施灸时，取面粉适量，用水调和做成圆环置于脐上，再将 6 g 药末放在脐内，另用槐树皮剪成一个圆币形，将脐上的药末盖好，灸治一次换一次药末，每月可灸一次。此法多用于身体虚弱者，并可强健脾胃，预防疾病。

（二）足三里

足三里为足阳明胃经之合穴，有补益脾胃、调和气血、扶正培元、祛邪防病的功效，是成年人保健灸的要穴，在此穴施灸能预防中风，祛病延年。古人把足三里灸又称为长寿之灸，由于施灸方法不同，又分为足三里温和灸和足三里瘢痕灸。

1. 足三里温和灸

将艾卷点燃后，靠近足三里穴熏烤，艾卷距离腧穴约 3 cm，如局部有温热舒适感，就固定不动，每次灸 10～15 min，以灸至局部稍红晕为度，隔日施灸 1 次，每月灸 10 次。

2. 足三里瘢痕灸

《针灸大成·千金灸法》记载："若要安，三里常不干。"在足三里穴行瘢痕灸（化脓灸），是古人常用的保健方法。于此穴施艾炷瘢痕灸，可 3 年 1 次，每次各灸 3～5 壮，艾炷如麦粒、黄豆或半个枣核大。其具体操作方法可见"瘢痕灸"。

（三）气海

气海又名丹田、下肓，属任脉。《铜人腧穴针灸图经》记载："气海者，是男子生气之海也。"《针灸资生经》记载："……以为元气之海，则气海者，盖人元气所生也。"常灸此穴有培补元气、益肾固精的作用。气海是保健灸的要穴。常用的有气海温和灸、气海隔姜灸和气海附子灸。

1. 气海温和灸

参照足三里温和灸。

2. 气海隔姜灸

取仰卧位。取一块鲜生姜，切片至 0.3～0.5 cm 厚，用细针穿数个小孔，放于气海穴处，上面放置艾炷点燃灸之。每次施灸 3～10 壮，艾炷如黄豆或枣核大，每日、隔日或 3 天施灸 1 次，10～15 次为一个疗程。

3. 气海附子灸

取附子切成约 0.4 cm 厚的薄片，水浸透后中间用针刺数个小孔，放在气海穴上，于附片上置黄豆大或枣核大的艾炷施灸，以局部有温热舒适感或潮红为度。每次 3～5 壮，隔日 1 次，10 次为一个疗程。

（四）关元

关元亦称丹田，是足三阴经、任脉之会，小肠之募穴，有温肾固精、补气回阳、通调冲任、理气和血的功效。关元为老年保健灸的要穴，孕妇不宜采用。常用的有关元温和灸、关元隔姜灸和关元附子灸。具体操作分别同气海温和灸、气海隔姜灸、气海附子灸。

（五）大椎

大椎又名百劳，手足三阳、督脉之会，又称为阳脉之海，能主宰全身，有解表通阳、疏风散寒、清脑宁神的功效。大椎为保健灸要穴。常用的有大椎温和灸（操作同足三里温和灸）。

（六）风门

风门亦称热府，是督脉、足太阳之会穴。《类经图翼》记载："此穴能泻一身热气，常灸之永无痈疽疮疥等患。"风门主一切风症，有宣肺解表、通络祛风、调理气机的作用。对预防感冒、高血压引起的中风和痈疽等有较好的效果。预防高血压引起的中风多采用风门温和灸（操作同足三里温和灸），预防流感和感冒多采用风门隔姜灸。

风门隔姜灸：每次用黄豆大的艾炷灸 10～20 壮，以灸至局部温热舒适、皮肤潮红为度。每日灸 1 次即可。

（七）身柱

身柱穴属督脉，名为身柱，含有全身之柱之义。其有通阳理气、祛风退热、清心宁志、降逆止咳的功效。对小儿有强身保健作用，为小儿保健灸要穴。常用的为小儿身柱温和灸。

小儿身柱温和灸：取适量艾绒，卷成香烟大小的艾卷，用温和灸法灸5～10 min即可，隔日1次，每月最多灸10次。

（八）膏肓

膏肓穴属足太阳膀胱经。《备急千金要方》记载："此灸讫，令人阳气康盛。"《针灸问对》记载："若要安，膏肓、三里不要干。"此穴有通宣理肺、益气补虚的作用，为保健灸要穴。常用的有膏肓瘢痕灸（操作同足三里瘢痕灸）和膏肓隔姜灸（操作同气海隔姜灸）。

（九）涌泉

涌泉又名地冲，为足少阴肾经的井穴，有宁神开窍、补肾益精、疏调肝气的作用。常灸之有保健益寿的功效，是老年保健灸的要穴。常用的有涌泉隔姜灸和涌泉无瘢痕灸。

1. 涌泉隔姜灸

取俯卧位。将鲜生姜切成厚约0.4 cm的薄片，放于涌泉穴处，上面放置艾炷灸之。每次施灸5～10壮，艾炷如黄豆或小莲子大，隔日施灸1次，10次为一个疗程。

2. 涌泉无瘢痕灸

取俯卧位。按艾炷无瘢痕灸法操作。每个穴每次施灸3～5壮，艾炷如麦粒或小莲子大，以灸至灼痛则迅速更换艾炷，谨防起泡，防止感染。

除以上介绍的保健灸法外，还有中脘灸、三阴交灸、肾俞灸、命门灸、曲池灸、阳陵泉灸及专在夏季伏天施灸的伏天灸等，多为人们所采用。

用灸法健身防病，男女老幼皆可采用。没有什么诀窍，贵在"坚持"二字，坚持数年必有好处。在应用保健灸的过程中，有些人往往开始有好奇心，时间久了怕麻烦，或者急于在短期内求得效果，容易半途而废。只有把保健灸作为日常生活中不可缺少的一部分，养成习惯，才能取得良好的效果。

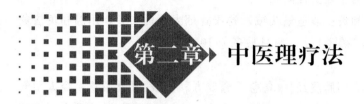

第二章 中医理疗法

第一节 腧穴贴敷疗法

腧穴贴敷疗法是指将药物贴敷在体表一定腧穴上，通过腧穴刺激和药物作用以治疗疾病的一种外治方法。本法的作用机制包括三个方面：一是腧穴作用；二是药效作用；三是综合作用。由于本法简便易行、疗效确切、无创无痛，临床应用广泛。

一、常用剂型及其制备

常用的剂型主要有鲜药泥剂、鲜药汁剂、药液剂、药糊剂、药膏剂和膏药等六种。其制备方法有捣碓法、压轧法、煎煮法、调和法和熬制法等。

1. 鲜药泥剂

将新采集的鲜生药用水洗净后，切碎放入碓臼中，用碓锤反复捣击，将药捣烂成泥即可。由于药泥易变质，一般要现用现制。

2. 鲜药汁剂

将新采集的鲜生药洗净后切碎，先放入碓臼中捣烂成泥，再用纱布裹紧药泥挤出药汁。由于药汁易变质，应现用现制。

3. 药液剂

将药物放入锅内，加水以浸没药料为度，用文火煎煮后，去渣取液。

4. 药糊剂

将药物研成细粉末，加入水、油、酒、醋、蜜、茶等调和均匀，制成糊状，或用鲜药汁与面粉调成糊状。

5. 药膏剂

将药粉直接与油脂（如猪油、羊油、松脂、麻油、黄白蜡、蛋清、饴糖、凡士林等）调和均匀而成的硬糊剂。其柔软、滑润，穿透性强，涂展性好，对皮肤无刺激性。

6.膏药

膏药又称薄贴，是先将药物配合香油、黄丹或蜂蜡等基质炼制成硬膏，再将硬膏涂在一定规格的布、皮、桑皮纸上而成。其黏性较好，药效持久，便于收藏携带。

二、操作方法

1.腧穴选择

与针灸取穴法相同，亦可采用辨证取穴、辨病取穴、局部取穴和远端取穴，一般选2~4穴为宜。

2.药物组方

辨证用药，一般多选择芳香开窍、辛窜通络之品，如冰片、麝香、沉香、丁香、檀香、石菖蒲、川椒、白芥子、姜、葱、蒜、韭、肉桂等。研究表明，芳香性药物敷于局部，可使皮质类固醇透皮能力提高8~10倍。有时甚至选用味厚力猛、有毒之品，如天南星、半夏、甘遂、巴豆、斑蝥等，且多生用，可引起局部皮肤起泡，甚至化脓，具有"天灸"的特征。

3.贴敷方法

贴敷前，先用温开水将局部洗净擦干，或用75％乙醇棉球将局部擦净。

（1）贴法：将已制备好的药物直接贴压于腧穴，然后外敷胶布粘贴；或先将药物粘于胶布上，再对准腧穴进行粘贴。适用于膏药、药膏剂、丸剂、饼剂、磁片的腧穴贴敷。

（2）敷法：将已制备好的药物直接敷在腧穴上，再外敷塑料薄膜，并以纱布、胶布固定即可（见图2-1、图2-2）。适用于泥剂、糊剂、汁液剂的腧穴贴敷。

4.贴敷时间

根据病症、药物特性及患者身体状况确定贴敷时间。一般老年人、儿童及病情轻、体质偏虚者贴敷时间宜短，出现皮肤过敏如瘙痒、疼痛者应即刻取下。

（1）刺激性小的药物，每次贴敷4~8 h，可每隔1~3天贴1次。

（2）刺激性大的药物，如蒜泥、白芥子等，应视患者的反应和发泡程度确定贴敷时间，约数分钟至数小时不等（多1～3 h）。如需要再贴敷，应待局部皮肤基本恢复正常后再敷药，或改用其他有效腧穴交替贴敷。

（3）敷脐：每次可贴敷3～24 h，隔日1次。急性病多为3～5天一个疗程，慢性病多为5～10天一个疗程，每个疗程间隔3～5天。

（4）冬病夏治腧穴贴敷：从每年夏季的初伏到末伏，一般每7～10天贴1次，每次贴3～6 h，连续3年为一个疗程。

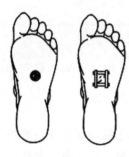
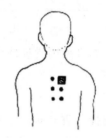
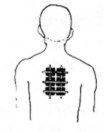

图2-1　蒜泥贴敷涌泉　　　　　图2-2　冬病夏治消喘膏贴敷法

三、适应证

常用于治疗咳嗽、哮喘、感冒、腹泻、牙痛、口腔溃疡、咽喉炎、胃肠功能紊乱、月经不调、痛经、子宫脱垂、急性乳腺炎、乳腺增生、跌打损伤、风湿性关节炎、颈椎病、肩周炎、腰椎间盘突出、膝关节退行性骨关节病，以及小儿遗尿、厌食、泄泻、夜啼、流涎等。

四、注意事项

（1）敷贴部位必须消毒，以免发生感染。

（2）贴敷腧穴要交替使用，不宜连续贴敷过久，以免药物刺激太久，造成皮肤溃疡。

（3）头面部、关节、心脏及大血管附近，不宜用刺激性太强的药物进行发泡，以免发泡遗留瘢痕，影响容貌或活动功能。

（4）对刺激性强、毒性大的药物，贴治腧穴不宜过多，每个穴贴敷的面积不宜过大，贴敷的时间不宜过长，以免发泡面积过大或发生药物中毒。

（5）孕妇和幼儿应避免贴用刺激性强、毒性大的药物。

（6）对久病体弱及患严重心、肝疾病者，使用药量不宜过大（特别是利水药物和一些有毒药物），敷贴时间不宜过长，以免发生呕吐、眩晕等。

（7）对胶布过敏者，可改用肤疾宁、皮炎膏或用绷带固定等其他封固方法。

（8）贴药后，一旦出现过敏现象，应立即停用，并予以及时处理。

（9）贴药后当禁食生冷、肥甘、厚味、辛辣刺激之物及海鲜。

（10）有皮肤过敏或皮肤破损者，不宜用此法。

第二节 腧穴电疗法

腧穴电疗法是运用电能来刺激腧穴、经络治疗疾病的一种方法。因其电流形式、波形、频率、强度、持续时间等的不同，在人体内产生各种不同的物理、化学反应及其特有的生理反应和治疗作用。目前，常用的腧穴电疗法有直流电疗法、感应电疗法、电兴奋疗法、脉冲调制电流疗法和共鸣火花电疗法。

一、直流电疗法

直流电疗法是使用低电压直流电通过人体一定部位以治疗疾病的方法，是最早应用的电疗法之一。目前，单纯应用直流电疗法的较少，但它是离子导入疗法和低频电疗法的基础。

直流电是指一种方向不变的电流，但是电流强度不同，电流的波形有所变化。把电流强度不随时间变化的直线形电流称为平稳电流或直流电；电流强度随着时间而改变的电流称为脉动直流电；周期性的通电和断电称为断续直流电。直流电阴极具有增加兴奋性的作用，能提高神经、肌肉的紧张度；阳极具有抑制作用，可镇静、镇痛。平稳的直流电对运动神经和骨骼肌无刺激作用；断续直流电兴奋运动神经，有使肌肉收缩的特性。因此，本疗法具有促进血液循环、提高代谢、改善组织营养状态的作用。

（一）器具

直流感应电疗机（见图 2-3）是利用电子管或晶体管交流电进行波整流，经滤波电路输出平稳直流电的。其输出电压为 $50\sim100$ V，输出电流为 $0\sim50$ mA，连续可调。此外，干电池也可作为直流电电源。电极板一般用铅质金属薄片制成，厚 0.25～0.5 mm。因直流电在接触部位会产生电解现象，所以在电极板下面放置一个由棉织品制成的衬垫。衬垫厚 1 cm 左右，四周应超过电极板边缘 0.5～1 cm。根据腧穴和治疗的要求，选择合适的衬垫和电极板。输出导线绝缘、柔软，分红、蓝两色，以区别阴、阳极，每条长 2 m。

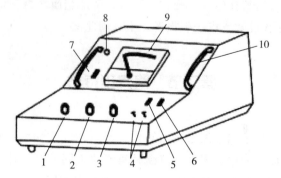

图 2-3　ZQL-1 型直流感应电疗机

1—工作选择钮（分直流、断续直流、感应、断续感应四种）；

2—断续频率钮（50～140 次/min，十挡）；

3—输出调节；4—输出插口；5—极性换向开关；6—电源开关；

7—电流量选择开关；8—指示灯；9—电流表；10—提把。

（二）操作方法

1. 放置电极

为使电力线更好地通过病变部位或需要作用的部位，电极的放置常采用对置法和并置法。

（1）对置法：两个电极分别放置在身体某部位的内外两侧或者前后面，如膝关节内外侧对置，上腹部与腰部前后对置等。对置法多用于治疗头部、关节及内脏器官等部位的疾病。

（2）并置法：两个电极放在躯体的同一侧面，如左下肢前面的并置。并置法多用于治疗神经症和血管疾病。

2. 放置衬垫

先将衬垫用温水浸湿，拧出多余的水分，在治疗部位上与皮肤紧密接触；然后在衬垫上安放电极板，并加以固定。湿衬垫的作用：吸附和稀释电极下面的酸碱电解产物，避免发生直流电化灼伤；使皮肤湿润，降低皮肤电阻，使电极紧密接触皮肤、电流均匀分布。

3. 连接直流电疗机

通过导线与直流电疗机的输出端相连。

4. 剂量与疗程

输出电流强度以不引起局部疼痛为原则，当有针刺感时即停止增加电流。一般电流强度为 $0.1\sim0.4$ mA/cm^2，通电时间为 $10\sim20$ min，每日或隔日 1 次，$10\sim15$ 次为一个疗程。

（三）适应证

神经损伤、慢性营养不良性溃疡、周围神经炎、神经痛、自主神经功能障碍、溃疡病、胸膜炎、慢性盆腔炎、前列腺炎、手术后肠粘连、慢性关节炎、慢性淋巴结炎、关节痛等。

（四）注意事项

（1）治疗部位的皮肤必须保持清洁完整，如有破损而又必须在该处治疗时，则应在损伤处覆盖胶布或塑料薄膜。

（2）通电前应检查治疗所需要的极性，即电极板与机器的极性是否一致。

（3）治疗时应慢慢调升电流强度，结束时则缓慢调低电流强度。

（4）治疗后衬垫应洗刷干净，并煮沸消毒，以消除电解产物，防止寄生离子影响治疗。

（5）如果发生灼伤，除应及时处理外，并找出原因，杜绝再次发生。

二、感应电疗法

感应电是在初级线圈通电和断电的过程中，因其磁场的变化而使其近旁的次级线圈发生感应，而产生的一种与初级线圈电流方向相反的电流，通过这种电流作用于腧穴来治疗疾病的方法称为感应电疗法。断续性的感应电流具有兴奋作用，能够改善组织的血液循环，加快新陈代谢，使肌肉组织收缩，增强周围血管的紧张度，促进感觉的恢复，解除皮肤神经痛。

（一）操作方法

感应电疗法的操作方法与直流电疗法基本相似，因感应电流没有烧灼（电解）作用，所以电极下面的衬垫可以薄一些。电极板的安置：阳极导线连接 $50\sim100$ V 的电极板放置于腰背部或相应部位，阴极导线连接 $1\sim3$ V 的电极板置于腧穴位置上，或者将两个等大的小片状电极或点状断续电极分别置于相应的腧穴或治疗部位上进行断续刺激。其治疗剂量：弱刺激量——患者有通电感应，但无肌肉收缩反应；中刺激量——可见肌肉呈现微弱的收缩；强刺激量——可见肌肉出现强直收缩。脉冲为 50～100 次/s，持续时间为 1 ms，每次通电 20～40 min，每日或隔日治疗 1 次，10～15 次为一个疗程。

（二）适应证

皮肤知觉障碍、周围神经损伤、神经肌肉痛、弛张性瘫痪、内脏下垂等。

（三）注意事项

与直流电疗法相似。

三、电兴奋疗法

电兴奋疗法是以直流感应电作用于人体的一定部位来防治疾病的一种方法。

（一）器具

电兴奋治疗机（见图 2-4）。其感应电流具有波峰高低不齐，脉冲波的持续时间、周期及波距不等的特点。

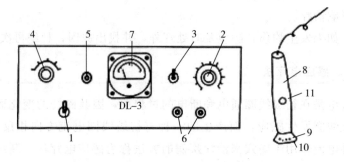

图 2-4　DL-3 型电兴奋治疗机面板

1—电源开关；2—定时器；3—频率钮；4—输出调节；5—蜂鸣器；6—电极插；

7—电流表；8—手柄；9—圆形金属电极板；10—电极衬垫；11—手动开关。

（二）操作方法

将电极用 3～5 层纱布包好，使用时用温水浸湿，根据病情性质的不同和治疗的需要，固定在腧穴上或上下移行滑动。治疗剂量以出现刺麻感、肌肉收缩或灼热感为度。一般感应电，头面部 5～30 min，腰背四肢 1～5 min；直流电，头面部 10～15 mA，0.2～0.3 s；腰背四肢部 25～

50 mA、1～3 s。每日或隔日 1 次，连续 1～3 次，7～10 次为一个疗程。

（三）适应证

常用于治疗神经症、神经衰弱、癔症、头痛、急性腰扭伤、周围性神经瘫痪、腰腿痛、坐骨神经痛、胆管蛔虫病、肠胃功能紊乱、泌尿系统结石等。

（四）注意事项

治疗前应做好患者的工作，防止患者精神过度紧张，影响疗效。于第 2 腰椎以上部位通电治疗时，电极应放在同侧上下，禁忌脊椎横行通电，以免发生脊髓休克。

四、脉冲调制电流疗法

脉冲调制电流疗法属于低频低压脉冲电疗法。其经调制后的波组为锯齿波，可调频率范围为 10～200 次/min。其可输出的频率组合：①可调波——频率可调，脉冲排列均匀。②疏密波——疏波与密波交替出现，各持续时间约为 1.5 s，每分钟交替 20 次左右。③断续波——密波呈规律性间断出现，每分钟约交替 20 次。低频脉冲调制电流可兴奋神经，使肌肉收缩，因此，本疗法具有促进周围血液循环、改善神经肌肉的营养状态、加强代谢以及提高痛阈以镇静止痛的作用。

（一）操作方法

根据治疗部位选用直径 1～5 cm 的电极板，先放置浸湿的衬垫，然后固定电极板。电流的波形和频率当依病情性质而定。一般需要发生兴奋作用者，宜用频率较低的疏波、断续波，频率为 1～30 次/min；需要发生镇痛、镇静、抑制作用者，宜用频率较高的密波、疏密波，频率为 31～180 次/min。刺激强度以患者能够耐受为度。一般每次治疗 15～25 min，每日或隔日治疗 1 次，10～15 次为一个疗程。

（二）适应证

瘫痪（包括外周性、中枢性）、脑血管意外后遗症、胃及十二指肠溃疡、内脏下垂、软组织扭挫伤、关节炎、腰腿痛等。

五、共鸣火花电疗法

共鸣火花电疗法是用火花振荡器所产生的高压、高频、低强度电流治疗疾病的方法。一般治疗电压为 30000 V，频率为 150000～1000000 周次/s，电流在 30 mA 以下。共鸣火花电疗法的电流是一种断续性减辐振荡电流，对血管运动功能有调整作用，能使感觉神经、运动神经、肌肉的兴奋性降低，改善局部血液循环，加强组织营养和代谢过程，具有明显的止痒镇痛效果。

（一）操作方法

采取适当的体位，裸露治疗部位，擦干汗液，撒少许滑石粉，根据腧穴和治疗的需要，使电极直接与皮肤接触，固定不动，进行刺激，或者在皮肤上有规律地来回滑行移动。治疗剂量以患者的感觉、火花的大小、辉光的强度和治疗后皮肤的反应等具体情况灵活掌握。每次治疗持续 10～15 min，每日或隔日 1 次，10～15 次为一个疗程。

（二）适应证

冻疮、雷诺病、营养障碍性溃疡、头痛、神经痛、神经衰弱、局部瘙痒、感觉异常等。

（三）注意事项

（1）患者应在与地面绝缘状态下接受治疗，并除去治疗部位附近的金属物。治疗过程中不能与金属物体或他人接触。

（2）刺激量应由小渐次增大，防止突然刺激引起肌肉强烈收缩，使患者惊恐不安。

（3）局部皮肤有化脓性炎症反应等应禁用本法治疗。

第三节　腧穴激光照射疗法

腧穴激光照射疗法是在中医针灸理论基础上，应用激光束照射腧穴以治疗疾病的方法。本法具有无痛、无菌、简便、安全、强度可调以及适应范围广等特点

一、激光概述

1. 激光的特性

激光是一种因受激辐射而发出的光，为 20 世纪 60 年代问世的新型光源。激光与普通光一样，也是以波的形式运动着的光子，因此同样具有反射、折射、衍射、干涉、偏振、透射、吸收、聚集、散焦等特点。同时激光是受激辐射光，故频率一致、方向一致、位相一致、偏振一致。与普通

光不同，激光具有单色性好、相干性好、指向性好、亮度高等特性。

（1）单色性好：普通光源发出的光线是多色性的，即波长范围宽，光谱不纯，例如，太阳光源范围是 $400\sim760$ nm。光线的光谱范围愈窄，单色性愈好。激光是同波长的单色光，是接近单一波长的光线，例如，氦氖激光器发出来的是波长为 6328 Å 的红色光线，光谱范围宽度只有 10^{-8} Å。

（2）相干性好：普通光是由物质中亿万个粒子发出的，彼此互不相关，发光是自发的、任意的，发出的光具有不同的频率，即使频率相同，而位相却毫无关联，很少甚至不存在恒定的位相关系，故不易显示相干现象，或相干性很差。由于激光是诱导辐射的，各发光点密切相关，可在较长时间内保持恒定的位相，频率又完全一致，故干涉效应特别明显和强烈，相干光的合成振幅因叠加而明显增大，使光强度极大地提高。

（3）指向性好：普通光是不平行的光线，发散角度大，向各个方向辐射。激光是由谐振腔轴线平行地发出的光线，它的单色能量可高度集中在发射方向上，发散角很小，几乎是一束平行的光线。

（4）亮度高：激光的亮度比太阳光亮得多，一台功率较大的红宝石巨脉冲激光器发出的激光的亮度比太阳表面的亮度高几十亿倍。可以说激光是目前世界上最亮的光。除核爆炸外，至今还找不到其他装置能够像激光器这样高度集中能量。聚集中等亮度的激光，在焦点范围内的温度可达几千度至几万度，在医学上可应用激光来进行切割、烧灼、凝固、炭化或汽化组织。

2. 激光的生物学效应

（1）热效应：热效应是激光生物学中最重要的生物效应。激光治疗原理多基于热效应。组织对热的反应程度，根据温度的不同依次有温热、红斑、水疱、凝固、炭化、汽化、燃烧等。

（2）光化作用：光能作为激活能在组织细胞内引起的化学反应即为光化作用。光化作用可表现为光致分解、光致氧化、光致聚合及光致敏化等类型。

（3）压强效应：激光高度集中的能量能在人体组织中产生高温、高压和高电场强度等特殊效应。

（4）电磁场作用：激光是电磁波，因此可以说激光对生物组织的作用也是电磁场对组织的作用。电磁场作用可产生各种次级效应，包括电致伸缩、自聚焦、自俘获及受激布渊散射等现象。

（5）生物刺激效应：实验室和临床实践证明，弱激光照射可导致生物机体内产生复杂的生物效应，可表现为兴奋或抑制。当弱激光照射生物组织时，不对其直接造成不可逆的损伤，而只产生类似于超声波、针灸、热疗等机械效应或热效应，称为激光的生物刺激效应。

二、仪器及其应用

激光针灸治疗仪实际上就是特制的各种激光发生器，是通过小功率激光发生器发出的弱激光照射腧穴而产生传统针灸治疗作用的仪器。

激光发生器由三个基本部分构成，即激光工作物质、激发能源（激发激光工作物质的能源）和光学谐振腔。激光工作物质包括固体（如红宝石、掺钕钇铝石榴石等）、气体（如氦氖、二氧化碳、氩子等）、液体（如有机染料等）和半导体等，不同的工作物质产生不同波长和不同性能的激光。激发能源包括光能、电能、化学能和核能等，视激光工作物质而定。光学谐振腔由相互平行的两个反射面构成，一个为全反射面，另一个为半反射面，激光由谐振腔的半反射面的一端辐射出来。

临床常见的激光针灸治疗仪有以下几种。

1. 氦氖激光针灸治疗仪

激光工作物质是氦氖原子气体，功率一般为一至几十毫瓦，发射的激光为红色光，波长为 632.8 nm，发散角为 1 mrad，光点直径为 $1\sim2$ mm，穿透组织深度为 $10\sim15$ mm，主要作用基础是热效应、光化效应和电磁场效应。这种激光照射腧穴的刺激作用是局部的，又是全身的，所以它可代替针刺对腧穴起刺激作用。相关资料表明，氦氖激光照射可激发多种酶的活性，加速血管的生长发育，促进毛发生长，加速创伤、溃疡愈合，加快烧伤面脱痂，促进切断的神经再生，降血压等。氦氖激光针灸治疗仪具有结构简单、制作方便、造价低廉、功率稳定和使用寿命长等优点（见图 $2-5$）。因此，在针灸临床上应用最为广泛，目前多用于治疗神经炎、神经痛、神经衰弱、原发性高血压、低血压、支气管哮喘、支气管炎、胃肠功能紊乱、皮肤及黏膜溃疡、伤口感染、扭挫伤、烧伤、冻伤、甲沟炎、疔疮、压疮、静脉炎、腱鞘炎、前列腺炎、口腔溃疡、咽炎、变态反应性鼻炎、中心视网膜炎、病毒性角膜炎、带状疱疹、湿疹、附件炎、肝炎、斑秃等。

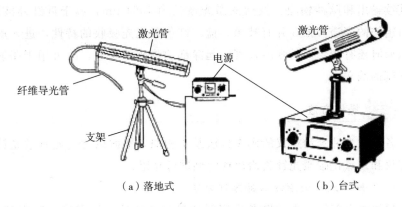

（a）落地式　　　　　　　　　（b）台式

图2-5　氦氖激光针灸治疗仪

2. 氩离子激光针灸治疗仪

激光工作物质是氩离子气体，功率大于氦氖激光针灸治疗仪，一般为100 MW左右，发射的激光为红色光，波长为647.1 nm，比氦氖激光波长略大。因此，氩离子激光照射腧穴的深度和刺激作用较强。当其功率与氦氖激光针灸治疗仪相近时，两者对生物组织的作用相近。氩离子激光照射临床适用于某些要求进针深或需要较强刺激的疾病。

3. 二氧化碳激光治疗仪

激光工作物质是二氧化碳分子气体，功率多为20～30 W，发射的激光波长是10600 nm，属于长波红外线波段。输出形式为连续发射或脉冲发射，发散角为1～10 mrad，其穿透能力较差，一般进入皮肤深度只有0.2 mm，只对皮肤表层起作用，而且有较明显的热作用和刺激作用。强二氧化碳激光聚焦后，产生高温和高压，可使组织变性、凝固、坏死、炭化以至汽化，临床上多用于切割、烧灼等手术疗法，如切割热凝固神经末梢等。腧穴激光照射疗法采用的是弱二氧化碳激光散焦照射，既有热作用，又有刺激作用。这种照射具有调整经络的作用，并能扩张血管，改善血液循环，促进细胞吞噬作用，增强新陈代谢，改善组织营养和降低神经肌肉兴奋性等，临床多用于治疗神经炎、神经痛、腰肌劳损、扭挫伤、关节炎、烧伤、压疮、皮肤溃疡、湿疹、皮肤瘙痒症、神经性皮炎、足癣等。

4. 掺钕钇铝石榴石激光针灸治疗仪

激光工作物质是掺钕钇铝石榴石，功率仅次于连续型二氧化碳激光，可连续输出和脉冲输出。发射的激光波长为 1064 nm，属于近红外波段，其对组织的穿透力强，并有被黑、蓝、红色素优先吸收的特性，进入皮下组织层时还有相当大的强度，可引起深部的强刺激反应，故可用于照射需要深刺的腧穴。

三、操作方法

各种激光针灸治疗仪的操作方法基本相似，下面以常用氦氖激光针灸治疗仪和二氧化碳激光针灸治疗仪为例进行介绍。

1. 氦氖激光针灸治疗仪的操作方法

根据取穴部位，指导患者采用舒适稳定的体位，暴露治疗腧穴部位。接通仪器电源，打开仪器电源开关，旋转电流调节钮至激光管最佳工作电流量，使激光管稳定发出红色激光，光斑圆整。照射腧穴前，应先准确定位腧穴，必要时可用甲基紫做标记。照射腧穴时，若以原光束直接照射，光束应垂直于体表腧穴，光斑圆整，照射距离一般为 20～100 cm，视病情及激光的功能而定（见图 2-6）。

若以光导纤维传输照射，激光输出端可直接接触腧穴部位皮肤照射。照射剂量尚无统一标准，一般小功率氦氖激光器输出功率为 10 MW 以下，每个穴可照射 3～10 min，每次选取 2～4 穴，每日照射 1 次，照射 10 次为一个疗程，慢性、顽固性疾病可照射 3 个疗程以上，疗程

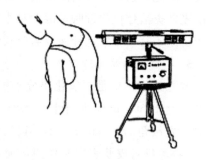

图 2-6 腧穴氦氖激光照射治疗

间隔 7～10 天。激光器可连续工作 4 h 以上，连续治疗时，不必关机。

2. 二氧化碳激光针灸治疗仪的操作方法

打开仪器水循环系统，并检查水流是否通畅。水循环系统如有故障，不得开机。指导患者采用舒适的体位，暴露治疗腧穴。检查各按钮是否在零位，确定之后才可接通电源，依次开启低压、高压开关，并调至激光器最佳工作电流量。缓慢调整激光器，以散焦光束照射治疗部位（激光灸）。照射时，应以有孔石棉板放置在激光器与腧穴之间，使散焦光束通过小孔照到腧穴上（仪器附有可见光引照光路系统）。照射距离一般以150～200 cm为宜，使腧穴部位有舒适热感为度，勿使过热，以免烫伤。

每次治疗 10 min 左右，每日 1 次，7～12 次为一个疗程，疗程间隔 7 天左右。治疗结束，按与开机相反的顺序关闭各按钮，但要注意，在关闭按钮 15 min 内勿关闭水循环。

四、注意事项

（1）激光室内不宜放置能反光的物品，且光线要明亮充足，以使室内人员瞳孔缩小。

（2）激光治疗过程中，操作人员必须穿白色工作服，戴白色工作帽和有色护目镜，切不可直视光束，以免损伤眼睛。

（3）光束一定要垂直对准需要照射的病灶或腧穴，特别是治疗眼病，更要严格。

（4）加光导纤维的激光器，光导纤维的弯曲度不可太小，以免纤维折断。

（5）除治疗眼科疾病外，激光束应避免直射眼睛。

（6）照射时间应根据患者病情和体质情况加以确定。

（7）操作人员要定期做健康检查，特别是眼底视网膜检查。

第四节　腧穴红外线照射疗法

腧穴红外线照射疗法是应用红外线照射人体腧穴，产生热效应，达到温通经络、宣导气血作用而治疗疾病的一种方法。因其可代替艾灸，又称为红外线灸疗法。由于这种疗法具有无烟、无味、热作用较深、热量恒定、易于调节、操作简单方便等特点，适应证基本同艾灸疗法，所以应用广泛，尤其对于风、寒、湿证有明显的治疗作用。

一、概述

1. 红外线

红外线是可见光谱红光外一种人眼看不见的光线，是波长为 0.76～1000 μm 的电磁波。

医用红外线是指光谱中波长为 0.76～400 μm 的一段红外电磁波，包括近红外线（短波红外线）和远红外线（长波红外线）两部分。

（1）近红外线：指波长为 0.76～1.5 μm 的红外线，穿透能力较强，透入人体组织较深，可达 3～10 mm，具有明显的光电效应和光化学效应。

（2）远红外线：指波长为 1.5～400 μm 的红外线，穿透能力较弱，只能透入人体组织 0.5～2 mm，多作用于人体皮肤表面。远红外线照射能引起组织分子和分子中的原子旋转或摆动加强，引起分子动能的改变，从而产生热效应。

2. 红外线照射的治疗作用

（1）祛风、散寒、除湿作用：红外线照射的热效应能使皮肤毛细血管扩张充血，使血流加快，同时由于组织温度升高，新陈代谢旺盛，加强组织的营养过程，加速组织的再生能力和组织细胞活力，从而加强了对风、寒、湿的耐力。

（2）解痉镇痛作用：红外线的热效应能降低神经末梢的兴奋性，对肌肉有松弛作用，可解除肌肉的痉挛和缓解牵张疼痛。

（3）消炎作用：红外线照射后，局部白细胞浸润，巨噬细胞吞噬能力增强，从而提高免疫系统的能力。此外，红外线照射能抑制炎症渗出，加速肿胀的消散，因而具有消炎作用。

（4）其他作用：红外线照射可使排汗能力增强，体温升高，呼吸增强而加强氧代谢，能使肾血管反射性扩张而尿分泌增多。

二、器具

腧穴红外线照射疗法使用的红外线治疗仪常见的有两种，一种为发光红外线灯，另一种为不发光红外线灯。

1. 发光红外线灯

发光红外线灯是指通电工作的同时发出近红外线、可见光甚至还有少量紫外线的光源。如普通照明用的白炽灯泡，可发出 95% 的红外线、4.8% 的可见光和 0.1% 的紫外线。

还有一种特制的发光红外线灯，称为石英红外线灯，是将钨丝伸入充气的石英管中制成的。这种灯热效率高，有的在石英管壁上涂反光涂料，使热效率更高，其加热和冷却的时间短，均不超过 1 s。

发光红外线灯发射光线的波长范围为 0.35～4 μm，属红外线范围者为 0.76～4 μm 的辐射波，其中绝大多数辐射波长为 0.80～1.6 μm，因此主要为近红外线。其功率一般为 150～1500 W。

2. 不发光红外线灯

不发光红外线灯是指通电工作时不发光或仅呈暗红色的发射器，由电阻丝缠绕或嵌在耐火土、碳化硅等物质制成的棒或圆板上，外加反射罩而制成（见图 2-7）。电阻丝是用铁、镍、铬合金或铁、铬、铅合金制成的。反射罩多用铝或铜制成的，能反射 90% 的红外线。这种发射器发出的红外线波长为 $0.77\sim$ $7.5\ \mu m$，大部分辐射波波长为 $2\sim$ $3\ \mu m$，属于远红外线。其功率为 $50\sim$ $600\ W$，大者可达 $1500\ W$。

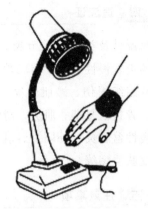

图 2-7 不发光红外线灯

三、操作方法

1. 灯具选择

根据患者及其病变部位不同，可选择不同类型的红外线治疗仪。照射肩、手、足部的腧穴，可选用 $150\sim250\ W$ 的红外线灯。照射腰、背、腹、躯干或双下肢等的腧穴时，可选用 $500\sim1000\ W$ 的红外线灯。治疗头、面部或患者不适应强光刺激时，则宜采用不发光红外线灯。

2. 操作步骤

（1）患者取适当体位，裸露照射部位，并检查照射部位的温度感觉是否正常。

（2）开启电源，指示灯即发亮，预热 3 min 后进行照射。

（3）将灯具辐射头移至照射部位（腧穴）上方，距离一般是 500 W 以上者 $50\sim60\ cm$，$250\sim300\ W$ 者 $30\sim40\ cm$，200 W 以下者 20 cm 左右。

（4）通电工作 $3\sim5$ min，应询问患者温热感是否适宜，以免强度不足或灼伤。

（5）照射时间应据部位、病情而定。一般为 $15\sim40$ min，每日 $1\sim2$ 次，$10\sim20$ 次为一个疗程。

（6）治疗结束后将照射部位的汗液擦干净，并嘱患者在诊室中休息 $10\sim15$ min。

四、适应证

风湿性及类风湿关节炎、慢性气管炎、胸膜炎、慢性胃炎、胃痉挛、慢性肠炎、慢性肾炎、胃肠神经症、神经炎、神经根炎、多发性末梢神经炎、软组织损伤、腰肌劳损、扭挫伤、周围神经外伤、冻伤、烧伤创面、压疮、骨折恢复期、肌炎、滑囊炎、术后粘连、瘢痕挛缩、注射后硬结形成、慢性盆腔炎、外阴炎、乳头皲裂、产后缺乳、神经性皮炎、湿疹、瘙痒、皮肤溃疡等。

五、注意事项

（1）治疗过程中，不得移动体位，以防触碰灯具引起烫伤。

（2）大剂量红外线照射会引起组织灼伤。在照射时，若患者感觉太热，应根据情况调整灯距。对皮肤知觉迟钝者及瘢痕、植皮部位或缺血肢体照射时，要经常询问和密切观察局部皮肤反应情况。

（3）红外线还能使眼内水晶体及眼内液体温度升高，特别是波长 1～1.9 μm 的红外线，对眼的作用更强，可引起视力障碍，如畏光、视物模糊，甚至引起白内障、视网膜剥离等疾患。照射眼周围腧穴时，要用纱布遮盖双眼。后脑部穴区不宜照射。

（4）在治疗时，若出现头晕、恶心欲呕、心悸、倦怠无力等情况，应立即停止治疗，进行观察，甚者宜进行必要处理。

（5）治疗后如发现皮肤有红紫斑，应考虑有过热烫伤的可能，可局部涂硼酸软膏或凡士林油，防止起疱。

（6）有出血倾向者及高热、活动性肺结核、闭塞性脉管炎、重度动脉硬化、心血管功能不全等患者禁用。

第五节　腧穴微波照射疗法

腧穴微波照射疗法是应用微波照射人体腧穴或通过毫针向腧穴注入微波以治疗疾病的一种疗法。腧穴微波照射疗法操作简单、无痛、舒适、疗效显著，具有调和阴阳、扶正祛邪、疏通经络的功效。

一、概述

1. 微波

微波是指波长为 1 mm 到 1 m、频率为 300～300000 MHz 的一种特高频电磁波，根据波长范围，可分为分米波、厘米波、毫米波三个波段。目前医用微波的波长为 12.5 cm、频率为 2450 MHz，位于超短波和远红外线之间。微波具有一定的光学性能，能反射、折射和绕射，并可通过反射器和透镜进行聚焦。

微波辐射到人体时，一部分能量被吸收，富于水分的组织能强烈地吸收微波的能量，一部分能量则被皮肤及各种组织所反射。微波反射系数因物质构造不同而相差极大，例如，皮肤表面反射 10%～60%，脂肪组织和肌肉界面反射 30%，粗毛织品可吸收微波，而丝织品则能通过微波。

微波对组织的穿透能力与波长有密切关系，波长越短，其穿透能力越强。对于活体组织，波长 30 cm 的分米波，其有效作用深度达 3～5 cm；波长 69 cm 的分米波，其有效作用深度可达 7～9 cm；当波长缩短至 3 cm 时，绝大部分能量都消耗在浅层皮肤上。

2. 微波的生物效应

微波的生物效应主要为热效应和非热效应。

（1）热效应：微波辐射人体后，组织内电解质分子随微波频率迅速振动束缚电荷做相对移动，偶极子产生转动，互相摩擦，消耗能量而产生热量。产热多少与吸收微波的多少成正比。含水组织如肌肉、肺、肾、血液等吸收微波较多，产生的热量亦较多，而含水量少的组织如骨骼、脂肪等组织吸收微波较少，其产热量则较少。微波作用于人体组织后产生热量的多少及加热的深度，受多种因素的影响，如照射部位、辐射强度、照射时间、组织吸收程度及微波的波长等均可影响产热量。

（2）非热效应：许多实验和临床研究证明，微波除了热效应外，还有热外效应，即非热效应。这种作用在较低强度（小于 10 W/cm^2）时，表现特别明显。例如，反复接受强度不大、不引起明显温度升高的微波辐射后，能引起神经系统及其他方面的改变，如嗜睡、心动过缓、血压下降等。以脉冲持续时间为 1/10 μs，平均功率远不足以引起热效应的微波作用于兔眼时，20 min 后可出现严重的损害。用小剂量的微波辐射葡萄球菌、大肠杆菌及结核杆菌（水和肉汤培养基）1 min，使混悬液加温到34 ℃（不到细菌死亡温度），发现微生物分裂停止且出现时间也较一般加温后显著缩短。微波的热外作用不但存在，而且是明显的，但其产生的机制目前还不十分清楚，尚待深入研究。

3. 微波对人体的影响及治疗作用

（1）对人体的影响：大多数实验研究证明，微波对人体的某些系统和器官影响明显。对神经系统，小剂量辐射可加强兴奋过程，大剂量则抑制兴奋等；对心血管系统，可使心率减慢、血压下降等；对呼吸系统，小剂量辐射可见到实验动物呼吸变慢、肺轻度充血、肺泡间隙有少量白细胞浸润等；对消化系统，小剂量辐射能加强胃肠的吸收功能，调节分泌和排空功能；对眼，大剂量辐射可造成损害。

（2）治疗作用：微波辐射能使组织温度升高，血管扩张，局部血流加速，血管壁渗透性增高，从而增强代谢，改善营养，促使组织再生和渗出液吸收。因此，微波辐射的主要治疗作用为改善局部血液循环、解痉止痛、消炎和加速创口修复过程。

二、器具

微波针灸治疗仪是现代微波技术与中医针灸理论相结合的产物。其主要由微波发生器（磁控管）和辐射器两部分构成（见图 2-8）。微波发生器是把直流电能变为超高频电磁能的一种变换器，其工作原理是通过磁场对运动电子的作用，产生电子轮辐，并使之与高频电磁场进行能量交换，而产生超高频电磁波。辐射器采用圆柱形聚焦辐射器，可将微波能量集中于相当小的区域，从而加强刺激强度。

微波针灸仪的微波辐射强度一般分为强、中、弱三种剂量。强剂量输出功率为 $90\sim120$ W（1.5 W/cm²），中剂量输出功率为 $50\sim90$ W（0.56 W/cm²），弱剂量输出功率为 $20\sim50$ W（0.36 W/cm²）。

三、操作方法

（1）检查微波针灸治疗仪各部件连接完好后，开启电源并预热 3 min。

（2）皮肤常规消毒后，将毫针刺入腧穴并使之得气。

（3）把天线连接到毫针柄上，并用支架固定好天线的位置。

（4）调整输出强度至治疗所需剂量，以患者有针感、无刺痛并能耐受为度。

（5）将定时器顺时针调至所需治疗时间，一般为 5～20 min。

（6）治疗结束后，将输出强度调至"0"位，关闭开关后取下天线，再将毫针缓慢退出。

（7）每日或隔日 1 次，急性病 3～6 次为一个疗程，慢性病 10～20 次为一个疗程。

腧穴微波照射治疗时，可将辐射器直接固定于腧穴皮肤表面。

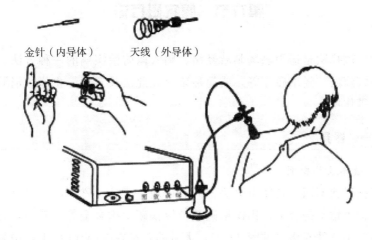

金针（内导体）　　天线（外导体）

图 2-8　腧穴微波治疗

四、适应证

风湿性及类风湿关节炎、偏头痛、三叉神经痛、面神经麻痹、坐骨神经痛、偏瘫、软组织扭挫伤、肌炎、腱鞘炎、网球肘、肩周炎、乳腺炎、盆腔炎、附件炎、胆囊炎、胸膜炎、慢性支气管炎、慢性前列腺炎、术后疼痛或肠粘连、鼻炎、中耳炎等。

五、注意事项

（1）天线的内外导体之间不要相碰，以免输出短路而损坏仪器。

（2）微波治疗一般应从小剂量开始，逐渐增加辐射剂量。

（3）对老年人及儿童要慎用微波治疗。因老年人血管功能差、弹性差、脆性大，儿童对热不敏感，易致烫伤。

（4）对温觉迟钝或丧失者，以及照射局部有严重血循环障碍者，微波治疗应慎用或用小剂量。

（5）眼附近治疗时应戴防护眼镜或用防护罩遮盖。

（6）对成长中的骨和骨骺、颅脑、心区前后禁用大剂量照射。

（7）活动性肺结核、出血及有出血倾向、高血压、高热、局部严重水肿和严重心脏病患者，以及孕妇子宫区禁止辐射。

第六节　腧穴磁疗法

腧穴磁疗法是运用磁场刺激经络、腧穴以防治疾病的一种方法，也被称为磁穴疗法、经络磁疗等，或简称磁疗。此法具有镇静止痛、消肿消炎和降压等作用。

一、器具

1.磁体及其材质

根据形状不同，磁体可分为磁片、磁块、磁柱、磁珠，主要材质为永磁铁、稀土钴永磁合金、铝镍钴磁钢及钕铁硼永磁合金等。其中，磁片分大、中、小三种规格（见图 2-9），大号的直径在 30 mm 以上，中号的直径为 10～30 mm，小号的直径在 10 mm 以下，多用于贴敷；磁柱多安装在磁疗机的机头上；磁珠多用于耳穴。

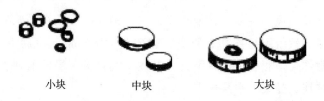

小块　　　　中块　　　　　　大块

图 2-9　磁片

2.磁疗机

磁疗机包括旋转磁疗机、电磁疗机、震动磁疗器等。

（1）旋转机磁疗机：有台式和便携式，分一用和多用。其原理比较简单，是用一只小电动机带动 2～4 块永磁体旋转，形成一个交变磁场或脉动磁场。

（2）电磁疗机：是目前临床上应用较多的一种磁疗机，其形式和型号有多种。其原理是由磁铁通以流产生磁场，所产生的磁场可以是恒定磁场或交变磁场。磁头有多种形式，圆形的多用于胸腹部和肢体，凹形的常用于腰部，环形的常用于膝关节，条形的常用于会阴部。

（3）震动磁疗器：又称按摩磁疗器，是在电动按摩器的顶端打孔装入2～4个磁体改装而成。接通电源后，装入的磁体发生震动，形成脉动磁场。这种磁疗机对人体腧穴有磁疗和机械按摩两种作用。

二、操作方法

1. 静磁法

将磁片贴敷于腧穴或患部表面，产生恒定的磁场。此法操作简便、疗效持久，是临床最常用和最基本的方法，包括直接贴敷法、间接贴敷法和磁针法。

（1）直接贴敷法：用胶布或伤湿止痛膏将磁片直接贴敷在腧穴或痛点上，或将磁珠贴敷于耳穴上（见图2-10）。根据治疗部位不同，贴敷时可采用单置法、对置法或并置法（见图2-11）。

单置法：将一块磁片或磁珠贴敷于一个腧穴或患部。此法适用于病变浅表的部位。

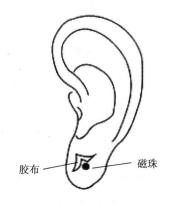

胶布　　　　磁珠

图2-10　磁珠耳穴贴敷法

并置法：将两块磁片并列贴敷在一起。此法适用于病变面积较大的部位。操作时，若病变部位深，可同名极并列；若病变部位浅，可异名极并列，以使更多的磁力线穿过病变部位。

对置法：将两块磁片的异名极相对贴敷到腧穴上，把病变部位夹在中间，以使磁力线充分穿过治疗部位。此法多用于腕指等小关节部位，如内关和外关、阳陵泉和阴陵泉等穴。

（2）间接贴敷法：将磁片缝在衣服上或放入布袋、塑料膜内而制成磁带、磁衣、磁帽、磁袜等。穿戴时，磁片对准腧穴。此法常用于以下几种情况：①对胶布过敏或不便用胶布的部位；②磁块较大，不易用胶布固定时；③需要长期磁疗的慢性病患者。

（3）磁针法：将皮内针或短毫针刺入体穴或痛点上，针的尾部伏在皮肤表面，其上再放一个磁片，然后用胶布固定，这样可使磁场通过针尖集中射入深层组织。这种方法常用于治疗五官科疾病，也可用于治疗腱鞘炎及良性肿物等。

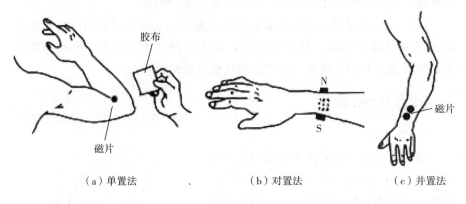

（a）单置法　　　　　　（b）对置法　　　　　　（c）并置法

图 2-11　磁片贴敷法

2. 动磁法

（1）脉动磁疗法：利用同名极旋转磁疗机发出脉动磁场进行治疗。操作时，患者取坐位或卧位，并暴露所选腧穴或患部。将磁头对准腧穴或患部，与皮肤间的距离尽量缩短或接触皮肤（机器磁头铁芯延长，铁芯端已无温热感，故可接触皮肤）。若病变部位较深，可用两个同名极旋转磁疗机对置于治疗部位；若病变部位呈长条形，部位比较浅，可将两个异名极旋转磁疗机顺着发病区并置，神经、血管、肌肉等疾患常采用这种形式。打开电源开关，调节输出电压旋钮至所需电压值，每个腧穴或患部治疗5～15 min，治疗完毕按与开机相反的顺序关闭机器，并将机头取下。每次治疗时间以 30 min 为宜，每日 1 次，10～15 次为一个疗程，疗程间隔5～10 天。

（2）交变磁疗法：一般使用电磁疗机产生的低频交变磁场进行治疗（见图 2-12）。操作时，患者取坐位或卧位，并暴露所选腧穴或患部。将磁头对准腧穴或患部，使磁头与皮肤密切接触，如有空隙，将会增加磁场的衰减而影响治疗效果。由于磁头面积较大，原则上采取病变局部治疗，但最好为经穴与局部治疗相结合。打开电源开关，根据治疗需要调节磁场强度、脉冲频率或选择电压的弱、中、强挡。四肢及躯干的远心端，宜用较高磁场强度，老年人、小儿及体质较弱患者，宜用较低的磁场强度。治疗中应询问患者局部是否过热，如过热则用纱布等隔垫，磁头过热还可更换磁头，或降温后再用，以防止烫伤。每次治疗 15～30 min，治疗结束，按与开机相反的顺序关闭机器。每日 1 次，10～15 次为一个疗程，疗程间隔 5～10 天。

磁疗机应避免空转，以减轻碳刷磨损。

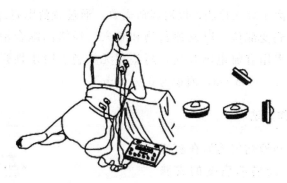

图 2-12　电磁治疗

三、适应证

高血压、冠心病、慢性支气管炎、支气管哮喘、慢性肠炎、胃炎、胃肠功能紊乱、风湿性及类风湿关节炎、神经性头痛、三叉神经痛、坐骨神经痛、偏头痛、肋间神经痛、神经衰弱、失眠、胆囊炎、胆石症、静脉炎、血栓闭塞性脉管炎、肾结石、术后瘢痕痛、颈椎病、肋软骨炎、骨关节炎、急慢性扭挫伤、肩周炎、腰肌劳损、腱鞘炎、滑囊炎、前列腺炎、乳腺炎、盆腔炎、痛经、单纯性消化不良、营养不良、遗尿症、神经性皮炎、湿疹、荨麻疹、皮肤瘙痒症、银屑病、带状疱疹、神经性耳聋、鼻炎、睑腺炎、急性结膜炎、牙痛等。

四、注意事项

（1）夏季贴敷磁片时，可在贴片和皮肤之间放一层隔垫物，以免汗液浸渍使磁片生锈。

（2）出现头晕、恶心、心悸、低热等反应时可暂停治疗。

（3）皮肤溃疡、出血及有出血倾向、急性危重疾病、高热或体质极度衰弱者，孕妇的下腹部和腰骶部，磁疗不良反应显著而不能耐受者，均禁用本法。

（4）手表等易磁化物不要接近磁片，以免被磁化。

第七节 腧穴药物离子导入疗法

腧穴药物离子导入疗法是根据病情需要，通过直流电将药物离子导入腧穴、经络或病变部位，以发挥药物和腧穴、经络的综合治疗作用的方法。本法一般采用直流电治疗机，药垫用无染色、吸水性强的铅质金属片，厚度为 0.25～0.5 cm，面积为 6～12 cm^2。

一、操作方法

先将所用药液均匀地涂在药垫上，置于腧穴或局部病变的皮肤处，此为治疗极，辅极放在颈部或腰部，然后接好两个电极板，打开直流电治疗机开关，进行导入（见图 2-13）。输出电流强度应根据患者的耐受性、透入腧穴的深度及肌肉的厚薄而灵活运用，以不引起疼

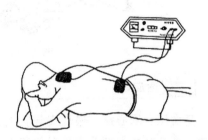

图 2-13 腧穴药物离子导入

痛、患者仅有针刺样感觉为宜。通电治疗时间一般为 15～40 min，每日或隔日 1 次。

治疗颈椎病时，颈部为治疗极，腰部为辅极；治疗腰椎病时，腰部为治疗极，颈部为辅极。

二、适应证

适用范围广泛，各科皆可应用，尤其对神经痛、关节炎、风湿病、慢性前列腺炎、慢性盆腔炎等疗效尤佳。

第八节 腧穴热电磁药熨疗法

腧穴热电磁药熨疗法是根据传统药熨、针灸理论结合现代电子技术研制而成的。一方面利用电热加温药物（以雷公藤为主，故又称雷公药熨），

以达到传统药熨的作用；另一方面利用热能激发热能磁板，使其辐射出对人体有治疗作用的电磁波。因此，本法具有温热、药物透析及电磁波辐射等多种治疗效果。

一、操作方法

将药熨垫置于腧穴或患部，并进行固定，接通电源即可（见图2-14），每次治疗时间以30～40 min为宜。

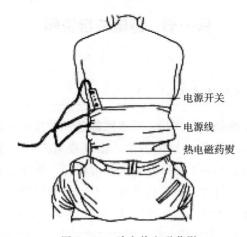

电源开关

电源线

热电磁药熨

图2-14 腧穴热电磁药熨

二、适应证

风湿痹痛、肩周炎、腰肌劳损、骨质增生、腹痛、痛经等多种虚寒性病症。

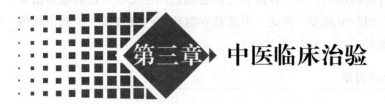

第三章 中医临床治验

第一节 呼吸系统疾病

一、急性上呼吸道感染

急性上呼吸道感染是指鼻腔、咽或喉部急性的炎症，是呼吸道最常见的一种传染病，常由病毒或细菌引起。全年皆可发病，尤以冬春季节多发，发病不分年龄、性别、地区。本病病情较轻，病程较短，一般预后良好。由于发病率高，具有一定的传染性，有时可导致严重的并发症，故应积极治疗。本病属于中医学"感冒""伤风""冒寒"范畴。

本病的发生多由人体体质虚弱，抵抗能力减弱，生活起居不当，寒热失调，以及过度劳累等而致营卫失和、腠理不固。当天气突变时，卫外之气失于调节，六淫、时兴病毒乘虚由口鼻、皮毛而入，引起一系列肺系病症。

1. 临床表现

起病较急，可见恶寒、发热、鼻塞、流涕、喷嚏、头痛、咽痒、咽痛、周身不适等，也可出现呼吸不畅、声音嘶哑、流泪、味觉减退等症状。体格检查可见鼻腔黏膜充血、水肿，内有分泌物，咽部充血等。

2. 诊断要点

（1）以恶寒发热、头痛、鼻塞、流涕、喷嚏为主症。咽部充血，扁桃体红肿。

（2）实验室检查：若白细胞计数降低或正常，淋巴细胞比例升高，为病毒感染；若白细胞计数升高，中性粒细胞增多，为细菌感染。

3. 辨证施治

（1）辨证分型

风寒束表：恶寒重，发热轻，头痛无汗，肢节酸痛，鼻塞喷嚏，咽痒咳嗽，咳痰清稀，口淡不渴，或渴喜热饮。舌苔薄白，脉浮紧或浮缓。

风热犯表：恶寒轻，发热重，头胀痛，鼻塞黄涕，咽痛咳嗽，咳痰黄黏，口干欲饮。舌边尖红，舌苔白或微黄，脉浮数。

暑湿袭表：见于夏季，微恶风，头昏脑重，咳嗽痰黏，发热或热势不扬，无汗或少汗，胸闷脘痞，心烦口渴。舌苔黄腻，脉濡数。

（2）针灸治疗

治法：风寒束表者，治宜祛风散寒、宣通肺气，针灸并用，用泻法；风热犯表者，治宜疏风清热、解郁透表，只针不灸，用泻法；暑湿袭表者，治宜清暑祛湿、解表化浊，只针不灸，用泻法。以手阳明、手太阴经及督脉穴为主。

主穴：合谷、列缺、大椎、风池、太阳。

方义：感冒为外邪侵袭肺卫所致，手阳明、手太阴相为表里，大椎主一身之阳气，故临床取穴以此三经为主。合谷为手阳明经之原穴，可通经活络、清热解表，列缺为手太阴经之络穴，可止咳平喘、通经活络，二穴合用以祛邪解表。大椎为督脉经穴，灸该穴可通阳散寒，刺络放血可清泄邪热。风池为足少阳经与阳维脉的交会穴，可疏散风寒、疏风通络。太阳为经外奇穴，可清利头目、祛风止痛。

加减：风寒束表者，加风门、肺俞，以祛风散寒、宣通肺气；风热犯表者，加鱼际、曲池、尺泽，以疏风清热、解郁透表；暑湿袭表者，加委中、阴陵泉，以清暑祛湿、解表化浊；鼻塞者，加迎香，以宣通鼻窍；肢体酸困者，加身柱，以舒筋通络；咽喉肿痛者，加少商，以清咽利喉；体虚者，加足三里，以益气扶正。

操作：大椎用灸法或刺络放血，余穴常规针刺。

4.其他疗法

（1）刺络拔罐疗法

处方：大椎、风门、肺俞、身柱。

操作：诸穴用三棱针点刺出血，待血自然流出、颜色转淡时再拔罐，留罐 10 min。本法适用于治疗风热感冒。

（2）拔罐疗法

处方：大椎、风门、肺俞、大杼。

操作：常规拔罐，留罐 10 min，或闪罐 10 min。本法适用于治疗风寒感冒。

（3）耳针疗法

处方：肺、气管、内鼻、咽喉、扁桃体、额。

操作：每次选用 2～3 穴，交替使用，中度刺激，捻针 1～2 min，间歇留针 30～60 min。

（4）皮肤针疗法

处方：足太阳膀胱经。

操作：沿膀胱经由上向下叩行 3～5 遍。本法适用于发热、身痛、汗不出者。

（5）针挑疗法

处方：督脉、任脉、足阳明胃经（胸腹部循行线）、足太阳膀胱经（背部循行线）、太阳、风池、风府、曲池、手三里、足三里、犊鼻、八邪、八风。

操作：用三棱针从上而下挑刺经络线上所选的腧穴，然后再挑刺所选头部及四肢腧穴。手法宜轻快，深约 0.1 寸，一般治疗 1 次即可。

加减：头痛甚者，加百会；咳甚或鼻塞者，加迎香、列缺；胸闷呕吐者加内关、公孙、天突；发热甚者，加十二井穴。

5. 文献摘要

《素问·刺热论》：肺热病者，先渐然厥起毫毛，恶风寒……刺手太阴、阳明，出血如大豆立已。

《素问·骨空论》：风从外入，令人振寒、汗出、头痛、身重、恶寒，治在风府，调其阴阳，不足则补，有余则泻。

《灵枢·寒热病》：皮寒热者，不可附席，毛发焦，鼻槁腊，不得汗，取三阳之络，以补手太阴。

《伤寒论》：太阳病，初服桂枝汤，反烦不解者，先刺风池、风府。

《百症赋》：发热时行，陶道复求肺俞理。

《针灸大成》：身热头痛，攒竹、大陵、神门、合谷、鱼际、中渚、液门、少泽、委中、太白。

6. 名家医案

张某，男，39 岁，于 2016 年 10 月 5 日初诊。自述：头痛、发热、咳嗽、鼻塞、腰痛已 4 天。体格检查：体温 38.5 ℃，咽部充血，心肺无异常，肝脾未扪及，腹软、舌胖、苔薄黄微腻，脉象滑数。证属时行感冒

（流行性感冒）。由时行疠气袭肺，客于肌表，以致身热内蕴，头痛发胀，腰酸肢楚，咳嗽，周身违和。治则：疏风清热解表。乃取大椎、风门、肾俞、肺俞、合谷，留针 20 min，每日施治 1 次。经针灸 1 次后，患者身热减退，鼻塞已通，头痛亦除；经针灸 2 次后，诸恙消失而愈。

7. 小结

患者平素宜多运动，增强体质，提高机体的抗病能力；防寒保暖，避免受凉，老年人、儿童和体质较差的人更应该注意。卫生部门应重视推广对流感的预防和早期治疗，杜绝其流行的继续扩大。

二、急性支气管炎

急性支气管炎是一种由病毒或细菌感染、理化刺激或过敏等因素引起的气管、支气管急性炎症。本病是一种常见病、多发病，四季皆可发病，但多见于冬春季节，发病无年龄、性别、职业之分。病程较短，一般为 1～2 周，若病情迁延，可形成慢性支气管炎。本病属于中医学"感冒""咳嗽"范畴。

本病病因可分为外感和内伤两类。主要病机是邪气犯肺、肺气上逆。因肺处上焦，主气、司呼吸，开窍于鼻，外合皮毛，其气贯百脉而通他脏，不耐寒热，易受内外之邪侵袭而致宣肃失常、肺气上逆、冲击声门引发咳嗽。

1. 临床表现

起病较急，往往先有上呼吸道感染的症状，如鼻塞、喷嚏、咽痛、声嘶等。咳嗽初起为咽痒干咳，伴有胸骨后发闷感，1～2 天后咳出少量黏痰或稀薄痰，以后咳出浓痰，偶伴有血丝。全身症状轻微，仅有轻度畏寒、发热、头痛及全身酸痛等。发热常在 3～5 天后恢复正常。咳嗽、咳痰持续出现，2～3 周后症状消失，很少超过 1 个月。伴有支气管痉挛时，患者常感胸骨后发紧闷痛，听诊呼吸音粗糙，偶可闻及干、湿啰音及哮鸣音。

2. 诊断要点

（1）以咳嗽、咳痰为主要表现，可伴上呼吸道感染症状。

（2）肺部听诊可闻及啰音。

（3）血常规检查：细菌感染时，白细胞总数和中性粒细胞增加；病毒感染时，淋巴细胞增加。

（4）X 线胸片检查：肺部可表现为正常或仅有肺纹理的增粗，纹理周围模糊。

（5）痰培养查找致病菌。

3. 辨证施治

（1）辨证分型

风寒袭肺：咽痒，咳嗽声重，咳痰清稀，恶寒发热，鼻塞流涕，肢体酸困，头痛无汗。舌质淡，舌苔薄白，脉浮紧。

风热犯肺：咳嗽声粗，咳痰黄黏，但咳不爽，口干咽痛，恶风头痛，身热汗出。舌苔薄黄，脉浮数。

燥邪伤肺：干咳无痰，痰少而黏，不易咳出，咽干鼻燥。舌质红、少津，脉浮数或细数。

（2）针灸治疗

治法：风寒袭肺者，治宜疏风散寒、宣肺止咳，只针不灸，用泻法；风热犯肺者，治宜疏风清热、化痰止咳，只针不灸，用泻法；燥邪伤肺者，治宜清肺润燥、止咳化痰，只针不灸，用泻法。以手阳明、手太阴经穴为主。

主穴：合谷、列缺、肺俞。

方义：合谷为手阳明经之原穴，能通经活络、清热解表；列缺为手太阴经之络穴，能祛风散寒、宣肺解表、通经活络、止咳平喘；阳明太阳互为表里经，合谷配列缺属原络配穴法，可增强宣肺解表的作用；肺俞可通调肺气，使肺气清肃有权、升降畅达。

加减：风寒袭肺者，加风门、外关，以疏风散寒、解表止咳；风热犯肺者，加尺泽、大椎、曲池，以祛风邪热、泻肺化痰；燥邪伤肺者，加太渊、太溪，以补肺益肾、生津润燥；咽喉肿痛者，加少商点刺放血以泄邪热。

操作：常规针刺。大椎也可选用刺络拔罐法。

4. 其他疗法

（1）电针疗法

处方：大椎、肺俞、合谷、曲池。

操作：针刺得气后，接电针治疗仪，采用连续波，通电 15～20 min，每日 1 次，7 次为一个疗程。

（2）耳针疗法

处方：肺、神门、气管。

操作：针刺得气后，留针 30 min，每日或隔日 1 次。也可用压丸法，嘱咐患者不时刺激，3 天后改用另一侧耳穴进行治疗。如兼有气喘者，可在上述腧穴基础上加肾上腺、交感、对屏尖。

（3）腧穴注射疗法

处方：肺俞、定喘、天突。

药物：鱼腥草注射液。

操作：每次每个穴注入 0.5 mL。每日或隔日 1 次。

（4）艾灸疗法

处方：肺俞、列缺、合谷、风市。

操作：用艾条在上述腧穴上施雀啄灸法，以皮肤潮红为度，每日 1 次，7 次为一个疗程。

（5）拔罐疗法

处方：肺俞、脾俞。

操作：用闪火法拔一侧肺俞，5 min 后将罐下滑至脾俞，5 min 后起罐，以同样的方法拔另一侧腧穴，至脊柱两侧皮肤潮红或瘀血为度。每日 1 次，3 次为一个疗程。

5. 文献摘要

《针灸大成》：肺壅咳嗽，肺俞、膻中、支沟、大陵。

《类经图翼》：咳嗽，天突、俞府、华盖、乳根、风门、肺俞、身柱、至阳、列缺。寒痰嗽，肺俞、膏肓、灵台、至阳、合谷、列缺。热痰嗽，肺俞、膻中、尺泽、太溪。

6. 名家医案

邵某，男，38 岁，2016 年 10 月 14 日初诊。主诉：5 天前在工作中感觉疲乏无力，脊背及两肋部酸痛，继而畏寒、咽喉干燥、发痒，阵发性干咳，经某诊所治疗无效，昨日开始流清鼻涕，咳出大量黏液性白痰，身体发热，饮食减退，由于夜晚咳嗽仍频，难以入眠，甚为痛苦。既往症与现病无关。体格检查：体温 38 ℃，脉浮数，呼吸每分钟 24 次，发育营养中等。眼结膜及上呼吸道均充血、全身淋巴结不肿大，肺部听诊有少量啰音，其他无特殊发现。实验室检查所见：红细胞 $4.46 \times 10^{12}/L$，血红蛋白 112 g/L，白细胞 $12.1 \times 10^9/L$，中性粒细胞 0.74，淋巴细胞 0.23，单核细胞 0.03。治疗经过：针合谷、曲池、肺俞、风门、天突、丰隆，又于针后各穴均灸 5 min，针灸 5 次，咳嗽减轻，胃纳增加，继续又针灸 2 次，症状完全消失。

7. 小结

患者应注意防寒保暖，积极预防上呼吸道感染；注意通风，保持空气清新，防止有害气体、酸雾和粉尘的外袭；预防流感的发生，积极治疗上呼吸道感染；积极参加户外活动，多锻炼身体，提高机体的抗病能力。

三、慢性支气管炎

慢性支气管炎是由感染或理化等因素长期刺激而致气管、支气管黏膜及其周围组织的慢性非特异性炎症。本病多发于秋冬两季，发病率随着年龄的增长而增加，老年患者较为多见，男性患者多于女性患者，患病率北方高于南方，农村高于城市。患者多有长期吸烟、接触工业粉尘或刺激气体史，或有长期肺部疾病史。本病如不及时治疗，可导致慢性阻塞性肺气肿、慢性肺源性心脏病等，并可危及生命。本病属于中医学"内伤咳嗽"的范畴。

本病病位主要在肺，与肝、脾、肾有关，是由脏腑功能失调、内邪干肺所致。或肺阴素亏，虚火内炽，灼伤肺津；或饮食不调，过食辛辣，灼伤肺胃；或脾失健运，水湿不化，变生痰浊，上输于肺；或肝失条达，气郁化火，肺受燔灼；或肾气亏虚，摄纳无权，或命门火衰，蒸化无力，变生痰饮，上凌于肺等。以上皆可致肺失清肃，宣降失司，气逆而咳。病深者可致肺、脾、肾、心等亏虚，重者致肺胀而危及生命。

1. 临床表现

咳嗽、咳痰反复发作，部分伴喘息，每年发作累积 3 个月，并持续 2 年或 2 年以上。每年冬季或受凉感冒后发病，发病缓慢，病程较长，症状逐渐加重。轻者仅在晨起或晚睡眠时加重，咳痰稀薄或白黏；病情较重者，终年咳嗽，秋冬加剧，咳痰黄脓，甚至痰中带血。可伴有恶寒发热、头身疼痛等全身症状。听诊两肺可闻及散在的干、湿啰音，喘息型支气管炎可闻及哮鸣音，长期发作者，可有肺气肿体征出现。

2. 诊断要点

（1）以反复发作性的咳嗽、咳痰或伴喘息为主要表现。

（2）排除心肺其他疾病（如肺结核、肺癌）。

（3）X 线检查可见两肺纹理增多、增粗或呈网状增生。

（4）肺功能测定可出现轻度的阻塞性通气功能障碍。

（5）痰培养、痰涂片查找致病菌。

3. 辨证施治

(1) 辨证分型

痰湿壅肺：咳嗽、咳痰反复发作，咳声重浊，痰多质黏、色白或灰色，晨起咳嗽明显，胸脘痞闷，呕恶食少，神疲倦怠。舌苔白腻，脉濡或滑。

肝火犯肺：气逆而咳，咳嗽阵作，咳时胸胁引痛，痰少质黏、咳之难出，口苦咽干，症状常随情绪的波动而变化。舌尖偏红，舌苔薄黄少津，脉弦数。

寒湿困脾：咳嗽、咳痰经久不愈，痰多易咳，质薄清稀，呈泡沫状，神疲食少，渴喜热饮，但饮不多。舌质淡，舌苔薄白，脉细或濡。

肺肾阴虚：干咳，咳声短，痰少、黏稠、不易咳出，午后黄昏为剧，口燥咽干，动则气喘，潮热盗汗，五心烦热，两颧潮红，形体消瘦，腰膝酸软，神疲乏力。舌质红、少津，脉细数。

(2) 针灸治疗

治法：痰湿壅肺者，治宜健脾化湿、祛痰止咳，用平补平泻法；肝火犯肺者，治宜平肝降火、清肺止咳，用泻法；寒湿困脾者，治宜散寒化湿、健脾化痰，用补法或平补平泻法；肺肾阴虚者，治宜滋阴润肺、益肾止咳，针灸并用，用补法。以手足太阴经穴为主。

主穴：肺俞、太渊、三阴交。

方义：肺俞为肺之募穴，是肺脏经气输注于背部之腧穴，能调理肺气、化痰止咳，肺气通调，清肃有权，咳嗽自止；太渊为手太阴肺经之原穴，是本脏原气经过和留止的腧穴，能补肺益气、化痰止咳，肺俞、太渊两穴俞原合用，可清肺化痰；三阴交为肝、脾、肾三经之交会穴，能疏肝健脾、理气化痰。

加减：痰湿壅肺者，加脾俞、丰隆、阴陵泉，以健脾化湿、祛痰止咳；肝火犯肺者，加行间、太冲、肝俞、阳陵泉，以平肝降火、清肺止咳；寒湿困脾者，加中脘、脾俞、阴陵泉，以散寒化湿、健脾化痰；肺肾阴虚者，加肾俞、太溪、足三里、定喘，以滋阴润肺、益肾止咳。

操作：主穴以补法为主，背俞穴、太溪、足三里亦用补法，丰隆、行间用泻法，余穴用平补平泻法。常规针刺。

4. 其他疗法

(1) 耳针疗法

处方：肺、气管、神门、肾上腺、咽喉。

操作：针刺得气后，留针 20 min。亦可用压丸法，双耳同时取穴，嘱咐患者每日按压 2～3 次。针刺得气后，每日 1 次，5 次为一个疗程。

（2）腧穴贴敷疗法

处方：肺俞、天突、定喘、膻中。

药物：麻黄 15 g、杏仁 9 g、川乌 9 g、细辛 9 g、附子 9 g、川椒 9 g、白芥子 9 g、樟丹 120 g、香油 500 g、樟脑 9 g。

操作：中药除樟丹、樟脑外，其余均放入香油内，用火熬炭，去渣，入樟丹，以变色、滴水成珠为度，入樟脑，搅匀制药膏，针后贴于上述腧穴上，3 天一次，10 次为一个疗程。

（3）腧穴注射疗法

处方：定喘、大杼、风门、肺俞。

药物：维生素 B_1 注射液或胎盘组织液。

操作：取上述任一种药液，每次选 1～2 个穴，选穴由上而下依次轮换，每个穴注入药液 0.5 mL。隔日 1 次。

（4）艾灸疗法

处方一：大椎、肺俞、膏肓俞。

操作：选用麦粒灸法，灸上述腧穴。3～5 天一次，5 次为一个疗程。

处方二：大椎、风门、肺俞、厥阴俞、心俞。

操作：选用隔姜灸法，灸上述腧穴，每个穴灸 3 壮，每周灸 3 次，在每年夏季三伏天灸治，共灸 12 次。

（5）腧穴埋线疗法

处方：肺俞、脾俞、肾俞、膻中。

操作：局部麻醉，用三角缝合针将 0 号羊肠线穿埋于腧穴下肌肉层，每月 2 次，3 个月为一个疗程，可连续治疗两个疗程。

5. 文献摘要

《灵枢·经脉》：肺手太阴之脉……是动则病，肺胀满，膨膨而喘咳……是主肺所生病者，咳，上气，喘渴……

《针灸聚英》：咳嗽列缺与经渠，须用百壮灸肺俞，尺泽鱼际少泽穴，前谷解溪昆仑隈，膻中七壮不可少，再兼三里实相宜。

《针灸大成》：久咳不愈，肺俞、足三里、膻中、乳根、风门、缺盆。

6. 名家医案

陈某，女，40 岁。2016 年 8 月 18 日初诊。患者 3 年前感冒发热治愈后，经常咽干喉痒，干咳无痰，未引起重视。之后病情逐渐加重，特别是每逢进食辛辣之物，咽干舌燥，甚至喉痛，干咳加重，经药物治疗效果不明显，近 3 个月咳嗽加重，痰少、难咳，夜晚为甚，其舌质红、少苔，脉细数。诊为肺阴虚之咳嗽，取肺俞、大椎、风门为主穴，配尺泽、太渊、鱼际。主穴用平补平泻法，尺泽、鱼际用泻法，太渊用补法，每日 1 次，针后于主穴处拔罐，经一个疗程（10 次）治疗，诸症消失，休息 1 周，又针治一个疗程，获满意疗效。

7. 小结

年老体弱者应积极参加体育锻炼和耐寒锻炼，以增强体质，提高机体抗病能力，预防本病发生。患者应注意防寒保暖，尤其是气候多变时，更应该避免受凉和过度劳累，预防感冒，减少本病的发生。戒烟，避免空气中有害气体和灰尘侵入，保持室内空气清新；积极治疗感冒的原发病，防止疾病进一步发展。

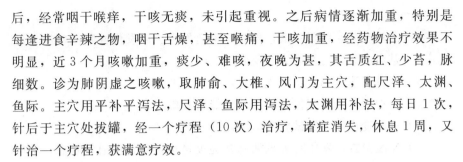

四、支气管哮喘

支气管哮喘是气道慢性炎症性疾病，常由于气管及支气管对各种刺激物的易感性增高，从而引起支气管平滑肌痉挛，黏膜充血、水肿和分泌增加而发病。本病可发于任何年龄和任何季节，尤以寒冷季节和气候骤变时多发，或接触某些过敏物质而诱发。本病属于中医学"哮证""喘证""痰证"范畴。

本病主要因痰饮伏肺而引发。凡受风寒、风热，或触及花粉、烟尘、漆气、异味等均可致肺失宣肃，使津液凝聚酿为痰饮；饮食不当，脾失健运则聚湿生痰；每当气候突变，情志失调，劳累过度，食入海腥发物等而触引内伏之痰饮，痰随气升，气与痰结，壅塞气道，肺气上逆而发为哮喘。

1. 临床表现

多数支气管哮喘患者在发作前，常有鼻咽发痒、咳嗽、胸闷等症状，典型发作时突感胸闷，呼吸困难，喉间哮鸣，咳嗽多痰。患者多被迫采取坐位，两手前撑，两肩耸起，严重者可出现唇、指发绀，颈静脉怒张，冷汗淋漓等症状。发作时间不一，短者数分钟，长者数小时，甚至持续数日才逐渐缓解。发作停止前，先咳出大量黏液性痰，随即呼吸畅通，哮喘缓解。发作时胸肺多数较为饱满，叩诊呈过度反响，听诊两肺布满哮鸣音。

2. 诊断要点

（1）起病突然，胸部不适，气促，迅速发生。以发作性喉间哮鸣、呼吸困难，甚者喘息不得平卧为主要表现。

（2）两肺布满哮鸣音，呼气延长，心率增快。

（3）血白细胞总数正常，嗜酸性粒细胞增高。

（4）可疑变应原皮肤试验常呈阳性。

（5）X线检查，发作时可见两肺透亮度增加，呈过度通气状态；缓解期多无明显异常。

3. 辨证施治

（1）辨证分型

寒饮伏肺：遇寒触发，胸膈满闷，呼吸急促，喉中痰鸣，咳痰稀白，初起多兼恶寒发热，头痛无汗，鼻流清涕。舌质淡，舌苔白滑，脉浮等。

痰热壅肺：喘急胸闷，喉中哮鸣，声高息涌，痰黄质稠，咳吐不爽，发热口渴。舌质红，舌苔黄腻，脉滑数。

肺脾两虚：咳喘气短，动则加剧，咳声低怯，痰多清稀，自汗畏风，神疲乏力，食少便溏。舌质淡，舌苔薄白，脉濡细。

肺肾阴虚：短气而喘，咳嗽痰少，头晕耳鸣，口干咽燥，潮热盗汗。舌质红，舌苔少，脉细数。

心肾阳虚：喘促短气，呼多吸少，畏寒肢冷，尿少水肿，甚则喘急不安，心悸烦躁，冷汗淋漓，四肢厥冷，唇甲青紫。舌质紫暗或有瘀点、瘀斑，舌苔薄白，脉沉细或微弱结代。

（2）针灸治疗

治法：寒饮伏肺者，治宜温肺散寒、止哮平喘，针灸并用，用泻法；痰热壅肺者，治宜清热润肺、化痰平喘，只针不灸，用泻法；肺肾阴虚者，治宜滋阴润肺、平降喘逆，多针少灸，用补法或平补平泻法；肺脾气虚者，治宜培土生金、扶正固本，针灸并用，用补法；心肾阳虚者，治宜补益心肾、温阳平喘，针灸并用，用补法。以肺之背俞穴、督脉穴为主。

主穴：肺俞、大椎、风门。

方义：肺俞是肺脏精气输注之处，可治呼吸道内伤外感等。大椎属督脉经穴，是手足三阳经与督脉之交会处，又称诸阳经之会穴，有宣通一身阳气之功，故可宣阳解表、祛风散寒，又有宣肺平喘之效。风门属足太阳膀胱经穴，又是督脉与足太阳膀胱经之交会穴，针之可散风寒、泻邪热、调肺气、止咳平喘，灸之则有祛风散寒、温肺化痰、实腠固表的功效。三穴同用，发作期可平喘，缓解期则有巩固疗效的作用。

加减：寒饮伏肺者，加太渊、尺泽、合谷、定喘，以疏风散寒、化痰平喘；痰热壅肺者，加尺泽、孔最、天突、膻中、丰隆，以清肺化痰、降气平喘；肺脾两虚者，加脾俞、中脘、足三里，以健脾益肺、化痰平喘；肺肾阴虚者，加肾俞、关元、太溪，以滋阴益肺、补肾纳气；心肾阳虚者，加心俞、肾俞、内关、关元，以温肾纳气、强心固脱。

操作：大椎向上斜刺，膻中向下沿皮刺，寒饮伏肺、心肾阳虚者主穴加灸；余穴常规针刺。对顽固性哮喘可施行瘢痕灸。严重发作者每日针刺2次或数次，缓解期每隔1~2天治疗一次。

4. 其他疗法

（1）耳针疗法

处方：对屏尖、肾上腺、气管、皮质下、交感、枕。

操作：发作期每次选3~5个穴，毫针强刺激，留针30 min，每日1~2次；缓解期用弱刺激或用压丸法，隔日1次，10次为一个疗程。

（2）皮肤针疗法

处方：两侧胸锁乳突肌、第7颈椎至第2腰椎旁开1.5寸处足太阳膀胱经、鱼际至尺泽手太阴肺经。

操作：每个部位各叩击15 min，循序叩刺，以皮肤潮红或微渗血为度。本法适用于发作期。

（3）腧穴贴敷疗法

处方：肺俞、膏肓俞、膻中、大椎、天突、肾俞。

药物：白芥子30 g、甘遂15 g、细辛15 g、麻黄12 g、肉桂6 g一起研成细粉末。

操作：每次选3~5个穴，用生姜汁把以上药品调成糊状，制成药饼如蚕豆大，敷于腧穴上，用胶布固定。贴30~60 min后把药取掉，以局部红晕、微痛为度。若起疱，消毒后挑破，涂甲基紫。本法在三伏天使用，适用于缓解期，有预防和减轻发作的作用。

（4）腧穴注射疗法

处方：发作期选天突、定喘、肺俞，缓解期选胸1~7夹脊、肺俞、膏肓俞、脾俞、肾俞。

药物：0.1%肾上腺素注射液、胎盘组织液、黄芪注射液。

操作：根据病情选择上述任一种药液，每次选 3～5 个穴，每个穴注入药液 0.5～1 mL。每周 2～3 次。

（5）腧穴埋线疗法

处方：定喘、身柱、膻中、天突、肺俞。

操作：局部麻醉后，用三角缝合针将 0 号羊肠线埋于穴下肌肉层，每 10～15 天更换一次。

（6）腧穴割治疗法

处方：璇玑，膻中，鱼际，掌侧第 2、3 掌骨间隙，食指与中指根部联合下 0.5～0.7 cm 处。

操作：局部皮肤常规消毒、麻醉后，用小尖头手术刀在割治部位皮肤划开 0.4～1 cm 长、0.4 cm 左右深的切口，挑挤出少量皮下脂肪，并剪去，注意切勿伤及神经和血管；然后用无菌凡士林纱布覆盖，包扎 5～7 天后解除。7～10 天割除一次。第一次取璇玑、膻中，第二次取一只手的鱼际和掌侧第 2、3 掌骨间隙、食指与中指根部联合下 0.5～0.7 cm 处，第三次取另一只手的鱼际和掌侧第 2、3 掌骨间隙、食指与中指根部联合下 0.5～0.7 cm 处。

（7）艾灸疗法

处方：风门、肺俞、膏肓、脾俞、肾俞、关元、气海、足三里。

操作：每次选用 3～5 个穴，灸至皮肤潮红为度。每日 1 次，连续灸治 3～6 个月。本法适用于缓解期。

5. 文献摘要

《备急千金要方》：天府，主上气喘不得息……扶突，主咳逆上气，咽中鸣喘……天池，主上气喉鸣……肾俞、肺俞，主喘咳少气百病。

《针灸资生经》：凡有哮喘者，为按肺俞，无不酸痛，皆为缪刺肺俞，令灸而愈。

《针灸聚英》：喘，灸中府、云门、天府、华盖、肺俞。

《针灸大成》：哮吼嗽喘，俞府、天突、膻中、肺俞、足三里、中脘、膏肓、气海、关元、乳根……喘息不能行，中脘、期门、上廉。

《类经图翼》：诸喘气急，天突、璇玑、华盖、膻中、乳根、期门、气海、背脊中第七椎骨节下穴，灸三壮神效。

6. 名家医案

张某，男，57 岁。2016 年 6 月 3 日初诊。主诉：咳嗽痰喘已 20 余年。

1996 年患感冒愈后，时有咳嗽，由于年轻体健，未重视。自 2001 年以后，每年冬季咳喘加重，吐痰量多，入夜喘甚，喉中痰鸣，倚息难卧。经胸部 X 线检查，诊断为慢性支气管炎并发肺气肿。经常服用中西药物，效果均不明显，故前来针灸治疗。体格检查：脉濡细，舌质淡，舌苔薄白，呼吸喘促，吐痰量多、清稀（日量 800～1000 mL）。听诊两肺可闻及哮鸣音。此乃肺脾两虚，诊断为喘息型慢性支气管炎并发肺气肿。治疗以大椎、肺俞、风门为主穴，配脾俞、中脘、足三里、丰隆、定喘。每日或隔日针灸 1 次，背部腧穴针后加拔火罐，中脘、足三里针灸并用（温针灸），从 6 月初到 10 月先后共针灸治疗 40 余次，诸症悉除，获得明显效果。

7. 小结

针灸治疗本病有较好的疗效，在急性发作期以控制症状为主，在缓解期以扶助正气、提高抗病能力、控制或延缓急性发作为主。哮喘发作持续 24 h 以上，或经针灸治疗 12 h 以上仍未能控制者，易导致严重缺氧、酸碱平衡破坏及电解质紊乱，出现呼吸、循环衰竭，宜采取中西医综合治疗。患者平时应积极锻炼身体，增强体质，提高抗病能力；认真查找过敏源，避免接触而诱发；防寒保暖，戒烟酒，不吃或少吃肥甘厚腻之品及海腥发物。

第二节　消化系统疾病

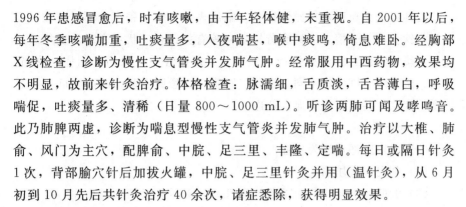

一、胃炎

胃炎是由各种有害因素引起的胃黏膜炎症，是一种常见病，分为急性胃炎和慢性胃炎两种。男性患病率多于女性。本病属于中医学"胃脘痛""呕吐""泛酸""嘈杂""心下痞""痞满"等范畴。

本病的发生主要与感受邪气、饮食不节、情志不畅、脾胃虚弱等因素有关。其基本病机是胃气失和、胃络不通或胃失温养。

1. 临床表现

急性胃炎起病急骤，常伴有剧烈的上腹部疼痛或不适、嗳气、恶心、呕吐，部分患者并发腹泻，甚至上消化道出血，严重时可出现发热、脱水、电解质紊乱、酸中毒，甚至休克。

慢性胃炎无典型及特异性症状，临床表现与病变程度也不尽一致，发病常与饮食不节、情志不畅或劳累受寒等有关。有症状者表现为反复或持续性上腹胃脘部近胸骨处疼痛、饱胀，其疼痛性质有胀痛、刺痛、隐痛、钝痛、烧灼痛、剧痛等不同。常伴脘腹胀满、嗳腐吞酸、恶心呕吐、不思饮食等症状，甚或出现呕血、便血。

2. 诊断要点

（1）以胃脘部疼痛为主症。

（2）剑突下有压痛。

（3）大便或呕吐物隐血试验强阳性者，提示并发消化道出血。纤维胃镜检查可见胃及十二指肠黏膜充血、水肿、分泌增多，可伴有糜烂或点、片状出血灶等病变。

3. 辨证施治

（1）辨证分型

肝气犯胃：胃脘痞胀疼痛或攻窜胁背，嗳气频作，大便不畅，每因情志因素而诱发，心烦易怒，善太息。舌苔薄白，脉弦。

寒邪犯胃：胃脘冷痛暴作，呕吐清水痰涎，畏寒喜暖，口不渴。舌苔白，脉弦紧。

食滞胃肠：胃脘胀痛，嗳腐吞酸或呕吐不消化食物，吐后痛缓。舌苔厚腻，脉滑或实。

气滞血瘀：胃痛较剧，痛如针刺或刀割，痛有定处，拒按，或大便色黑。舌质紫暗，脉涩。

胃阴不足：胃痛隐作，灼热不适，嘈杂似饥，食少口干，大便干燥。舌质红、少津，脉细数。

脾胃虚寒：胃痛绵绵，空腹为甚，得食则缓，喜热喜按，泛吐清水，神倦乏力，手足不温，大便多溏。舌质淡，脉沉细。

（2）针灸治疗

治法：寒邪犯胃、脾胃虚寒者，治宜温经散寒、通络止痛，针灸并用，虚补实泻；食滞胃肠者，治宜消食化积、行气止痛，只针不灸，用泻法；肝气犯胃者，治宜疏肝理气、和胃止痛，只针不灸，用泻法；胃阴不足者，治宜养阴清热、益胃止痛，只针不灸，用补法或平补平泻法；气滞血瘀者，治宜行气活血、化瘀止痛，只针不灸，用泻法。以手厥阴、足太阴、足阳明经及任脉穴为主。

处方：中脘、内关、公孙、足三里。

方义：胃为六腑之中心，以通降为顺。中脘为胃之募穴、腑之会穴，足三里乃胃之下合穴，故凡胃脘疼痛，不论其寒热虚实，均可用之以通调腑气、和胃止痛。内关为手厥阴心包经之络穴，沟通三焦，又为八脉交会穴，通于阴维脉，擅化湿和中、降逆止呕、宽胸理气，取之可畅达三焦气机、和胃降逆止痛。公孙为足太阴脾经之络穴、八脉交会穴，通于冲脉，与内关相配，可调理脾胃而止痛，专治胃、心、胸病证。

加减：寒邪犯胃者，加神阙、梁丘，以散寒止痛；食滞胃肠者，加梁门、建里，以消食导滞；肝气犯胃者，加期门、太冲，以疏肝理气；脾胃虚寒者，加神阙、气海、脾俞、胃俞，以温中散寒；胃阴不足者，加胃俞、太溪、三阴交，以滋阴养胃；气滞血瘀者，加膈俞、阿是穴，以化瘀止痛。

操作：常规刺法。寒邪犯胃和脾胃虚寒者，中脘、气海、神阙、足三里、脾俞、胃俞施行一般灸法或隔姜灸（中脘、气海还可施行温针灸），针后可加拔火罐。

4. 其他疗法

（1）指针疗法

处方：中脘、至阳、足三里。

操作：以双手拇指或中指点压、按揉，力度以患者能耐受并感觉舒适为度，同时令患者行缓慢腹式呼吸。连续按揉 3～5 min 即可止痛。

（2）耳针疗法

处方：胃、十二指肠、脾、肝、神门、交感。

操作：每次选用 3～5 个穴，毫针浅刺，留针 30 min，每日 1 次。也可用压丸法，嘱咐患者每日自行按压数次，以局部微痛发热为度。

（3）腧穴注射疗法

处方：按针灸治疗的基本处方取穴。

药物：根据辨证，分别选用当归注射液、丹参注射液、参附注射液或生脉注射液等，也可选用维生素 B_1 注射液或维生素 B_{12} 注射液。

操作：每次选 2～3 个穴，每个穴注入药液 1～2 mL，每日 1 次。

（4）腧穴埋线疗法

处方：主穴取胃俞、中脘、足三里。肝气犯胃者配肝俞，脾胃虚寒者配脾俞，食滞胃肠者配天枢，胃阴不足者配三阴交，气滞血瘀者配膈俞。

操作：将0号铬制羊肠线常规埋入腧穴。每两周治疗一次。本法对肝气犯胃型疗效最好。

（5）兜肚疗法

处方：艾叶30 g，荜茇、干姜各15 g，甘松、山柰、细辛、肉桂、吴茱萸、延胡索、白芷各10 g，大茴香6 g，一起研成细粉末。

操作：用柔软的棉布折成兜肚形状，均匀放入上述药末，紧密缝好，日夜兜于中脘穴或疼痛处。本法适用于脾胃虚寒所致的胃痛。

（6）芒针疗法

处方：膈俞。

操作：患者取俯卧位，腧穴局部和医生双手严格消毒后，医生左手绷紧膈俞穴周围的皮肤，右手拇指、食指夹住针身前端，露出针尖，对准膈俞穴，迅速将针尖刺透皮肤，向肝俞、胆俞、脾俞、胃俞透刺。一侧针好后，再用同样手法针刺另一侧膈俞穴，留针30 min，隔日1次，6次为一个疗程。

（7）皮肤针疗法

处方：①背部督脉及膀胱经第1、2侧线。②中脘、内关、足三里。③阳性反应点，通过按压第5～8胸椎两侧，部分患者可出现酸痛、麻木的不同反应，如有此类反应出现，则为阳性反应点。

操作：轻轻叩打，以患者有轻度痛感、局部皮肤有潮红、不出血为度。每次5～10 min，隔日1次，10次为一个疗程。

（8）温针灸疗法

处方：主穴取足三里、内关，配穴取中脘、天枢。

操作：选定腧穴，皮肤常规消毒，以毫针直刺足三里1～1.5寸、内关0.5～1寸，然后取1～2 cm长的艾条，插在针柄上点燃，至艾条燃尽，去艾灰后起针。隔日治疗1次，10次为一个疗程，共治疗3个疗程。

（9）综合疗法

处方：①针刺，取胸9～12和腰1夹脊。②拔罐，取脾俞、胃俞。③点穴疗法，取脾俞、胃俞。

操作：①针刺胸9～12和腰1夹脊，针尖斜向脊柱，进针深度1～1.2寸，以患者感到局部酸、麻、胀、沉重或针感放射至胃部、腹部为佳。脾胃虚弱型配足三里，肝气犯胃型配太冲，留针30 min，每日1次，10次为一个疗程，每个疗程后休息3～5天，再进行第二个疗程。②背俞穴拔罐，用闪火法将适当大小的玻璃火罐拔于上述腧穴上，留罐 10～15 min，隔日 1 次，与点穴疗法交替应用。脾胃虚弱者，加大椎、肾俞、关元俞；肝气犯胃者，加肝俞、胆俞。③点穴疗法，每个穴按揉 5～10 min，隔日 1 次，5 次为一个疗程。脾胃虚弱者，加足三里；肝气犯胃者，加太冲、肝俞。

5. 文献摘要

《针灸甲乙经》：胃胀者，中脘主之，亦取章门；胸胁背相引痛，心下澹澹，呕吐多唾，饮食不下，幽门主之；邪在肝，则病两胁中痛，寒中……可行间以引胁下，补（足）三里以温胃中；伤食，胁下满，不能转展反侧，目青而呕，期门主之；胁下支满，呕吐呃逆，阳陵泉主之；呕吐烦满，魄户主之；胃逆霍乱，鱼际主之。

《神应经》：腹寒不食，阴陵泉；胀而胃痛，膈俞；振寒不食，冲阳；胃热不食，下廉、胃俞、悬钟；不能食，少商、（足）三里、然谷、膈俞、胃俞、大肠俞；不嗜食，中封、然谷、内庭、厉兑、阴陵泉、肺俞、脾俞、胃俞、小肠俞。

《针灸大全》：脾胃虚寒、呕吐不已，内庭、中脘、气海、公孙。

《针灸大成》：胃脘冷积作痛，中脘、上脘、足三里。

《针灸逢源》：胃脘痛……内关、膈俞、胃俞、商丘。

《灸法秘传》：若饮食不思、灸其上脘；饮食减少，灸其中脘；饮食不化，灸其下脘或灸天枢；食不下欲干呕者，宜灸胆俞穴。

6. 名家医案

施某，女，29 岁。胃脘痛 2 个月余，时轻时重，胸闷，易怒，两胁作痛，纳少，二便正常，苔白，脉滑数。证系肝气犯胃，木克脾土。治则：疏肝理气，健脾和胃。取穴：中脘、内关、足三里、合谷、太冲，留针 40 min，用泻法，共针 3 次而愈。

7. 小结

针灸治疗本病具有显著疗效，针灸一次或数次即可止痛止呕，但慢性胃炎要坚持治疗才能取得较好的疗效。一般实证易于治疗，而虚实夹杂或正虚邪实者，常反复发作，治疗则颇为棘手。如部分患者突然出现胃痛剧烈，拒按，大汗淋漓，四肢厥冷，吐血、便血，出血量多且不止，脉微欲绝，为虚脱危症，如不急加救治，则十分危险。胃痛初起，多与情志不遂、饮食不节有关，因此，在预防上要重视精神与饮食的调摄。患者应注意饮食调养，保持精神乐观，生活规律；忌劳怒、戒烟酒，忌食辛辣、油腻及寒冷之品，避免粗糙刺激性食物，少量多餐，以清淡、易消化的食物为宜，切忌暴饮暴食，这对减少胃病的复发和促进康复尤为重要。对于胃痛持续者，应注意给予流质或半流质饮食，必要时禁食。部分患者特别是40岁以上者，若胃病呈慢性反复发作，经治疗未明显见效，而体重又明显下降，且持续大便隐血试验阳性，应进一步检查以排除消化道肿瘤。

二、胃下垂

胃下垂是指胃（包括大弯和小弯）的位置低于正常，即人在站立时，胃的下缘达盆腔，胃的上界（胃小弯）位置在两侧髂嵴连线以下。本病主要由于胃膈韧带和胃肝韧带无力或腹壁肌肉松弛所致，多发生于身体瘦弱、胸廓狭长或多产的女性。本病属于中医学"胃痛""胃缓""痞满""腹胀"等范畴。

本病主要由于素体脾胃虚弱或长期饮食不节、营养不良、劳倦过度、七情内伤或大病、久病、多产等损伤脾胃，脾虚气陷，肌肉不坚，无力托举胃体所致。

1. 临床表现

形体消瘦，病情轻者可无明显症状，重者可有上腹坠胀、疼痛不适等症状，多在食后、久立及劳累后加重，平卧后减轻或消失。站立时腹主动脉搏动明显，平卧或双手由下腹部向上托起则上腹坠胀减轻。常伴有胃脘饱胀、厌食、恶心、嗳气、腹泻或便秘等症状，甚至还会出现站立性昏厥、低血压、心悸、乏力、眩晕等，也可同时伴有肝、肾、结肠等脏器的下垂。

2. 诊断要点

（1）食后、久立及劳累后有腹部胀痛或不适感。

（2）体格检查时可发现脐下有振水音，上腹部可扪及强烈的腹主动脉搏动。

（3）胃肠钡餐X线检查可见胃呈鱼钩形，站立时位置下移，紧张力减退，胃下极低于髂嵴连线5 cm以上。胃内常有较多潴留液，排空缓慢。

3. 辨证施治

（1）辨证分型

中气下陷：脘腹胀满，坠胀不适，食后尤甚，平卧减轻，纳食减少，面色萎黄，形体消瘦，头昏目眩，神疲乏力，少气懒言，嗳气频频，或泛吐清水，大便不调。舌质淡，舌苔薄白，脉细无力。

（2）针灸治疗

治法：健脾益气、升阳举陷，针灸并用，用补法。以任脉、督脉、足太阳经穴及俞募穴为主。

主穴：中脘、胃俞、足三里、脾俞、气海、百会。

方义：胃下垂病变在胃，故取胃之背俞穴与胃之募穴中脘，形成俞募配穴，以健运中焦，调理气机；胃腑之下合穴足三里可补益胃气；脾俞、气海可健脾益气、补中和胃；百会可益气固脱、升阳举陷。

加减：痞满、恶心者，加公孙、内关，以和胃降气；嗳气、喜叹息者加太冲、期门，以疏肝理气。

操作：诸穴均常规针刺。主穴均用补法，配穴均用平补平泻法；上腹部和背部穴可针灸并用或针后加拔火罐。

4. 其他疗法

（1）耳针疗法

处方：胃、脾、交感、皮质下。

操作：毫针刺法，每日1次，留针20～30 min；也可用压丸法，每日按压3～5次，力量以患者能耐受为度。

（2）腧穴注射疗法

处方：中脘、气海、胃俞、脾俞、足三里。

药物：黄芪注射液或生脉注射液。

操作：每次取1～3个穴，取上述任一种药液，每个穴注入1 mL，每日1次。

（3）腧穴埋线疗法

处方：中脘、气海、胃俞、脾俞、足三里。

操作：行常规腧穴埋线，两周治疗一次。

5. 文献摘要

《灵枢·邪气脏腑病形》：胃病者，腹中膜胀、胃脘当心而痛、上支两胁、膈咽不能、食饮不下，取之三里也。

《针灸甲乙经》：腹满不能食，刺脊中……心腹胀满、噫、烦热、善呕、膈中不利，巨阙主之。

6. 名家医案

张某，男，52岁，2016年8月2日初诊。食后脘腹作胀，食欲不振，胃部牵引沉重，脘腹痞闷。医院钡餐透视显示：胃底在两髂连线下 3 cm，曾服中药无效。体格检查：形体消瘦，面色萎黄，食欲不振，舌质淡，舌苔薄白，脉细而弦。诊断：胃下垂，脾胃气虚型。治则：补中益气，升提举陷。处方：水突（右）、滑肉门（双）、梁门（双）、中脘、气海。操作：用 1.5 寸毫针直刺水突 1 寸左右，施平补平泻法；滑肉门透梁门，留针 30 min，加灸中脘、气海两穴，10 次为一个疗程，共治两个疗程而愈。

7. 小结

针灸治疗本病有一定的疗效，但疗程较长，要坚持治疗。患者平时应注意饮食，一次进食量不宜多，少量多餐，食后平卧休息 30 min；忌烟酒、辛辣刺激物，增加营养；调畅情志，起居有时；平时要加强身体锻炼，特别是腹肌的锻炼。

三、肠炎

肠炎是细菌、病毒、真菌和寄生虫等引起的胃肠炎、小肠炎和结肠炎。按病程长短、发病急缓，临床可分为急性肠炎和慢性肠炎两类。本病一年四季均可发生，但以夏秋两季多见。本病属于中医学"泄泻"范畴。

本病多由于感受时邪、饮食所伤、情志失调及脏腑虚弱等原因所致。关键是脾胃受损，湿困脾土，肠道功能失司，清浊不可，相夹而下。因湿盛困脾者，多为急性腹泻；脾虚不运而致水湿内停，则为慢性腹泻。临床又有虚实之分，若暴泻，则多属于实，久泻，则多属于虚，其虚实之间又可相互兼夹转化，如暴泻迁延日久，每可由实转虚而成久泻，久泻复受湿、食所伤，亦可急性发作，表现为虚中夹实的病候。

1. 临床表现

急性肠炎多在进食后数小时突然出现，腹泻每日数次至数十次，呈黄色水样便，夹杂未消化食物，一般无黏液脓血。腹痛多位于脐周，呈阵发性钝痛或绞痛。病变累及胃，有恶心呕吐、上腹不适等症状。伴发热、头痛、周身不适、四肢无力等全身症状。呕吐起病急骤，常先有恶心，继之则呕吐，呕吐物多为胃内容物。严重者可呕吐胆汁或血性物。腹泻表现为水样便，每天数次至数十次不等，伴有恶臭，多为深黄色或黄绿色，很少带有脓血，无里急后重感。呕吐、腹泻严重者，可有脱水、酸中毒，甚至休克等症状。体格检查时可有上腹部或脐周轻压痛、肠鸣音明显亢进等症状，一般急性肠炎者病程短，数天内可好转。

慢性肠炎常呈现间断性腹部隐痛、腹胀、腹痛、腹泻。遇冷、进油腻之物、情绪波动、劳累后尤为显著。大便次数增加，每日几次或数十次，肛门下坠，大便不爽，面色不华，精神不振，少气懒言，四肢乏力，喜温怕冷。体格检查可见腹部、脐周或少腹部有轻度压痛、肠鸣音亢进、脱肛。慢性肠炎急性发作时，可见高热、腹部绞痛、恶心呕吐、大便急迫如水或黏液血便，甚至有失水、酸中毒或休克等表现。

2．诊断要点

（1）以大便次数增多、便质清稀，甚至如水样或完谷不化为主症。

（2）常有外感或不洁饮食史。

（3）肠鸣音亢进。

（4）大便常规检查可见少量黏液及红细胞、白细胞。

3．辨证施治

（1）辨证分型

寒湿困脾：大便清稀或如水样，腹痛肠鸣，畏寒食少。舌苔白滑，脉濡缓。

肠道湿热：腹痛即泻，泻下急迫，粪色黄褐秽臭，肛门灼热，可伴有发热。舌质红，舌苔黄腻，脉濡数。

食滞胃肠：腹满胀痛，大便臭如败卵，泻后痛减，纳呆，嗳腐吞酸。舌苔垢浊或厚腻，脉滑。

肝郁气滞：腹痛肠鸣泄泻，每因情志不畅而发，泻后痛缓。舌质红，舌苔薄白，脉弦。

脾气亏虚：大便溏薄，夹有不消化食物，稍进油腻则大便次数增多，伴有神疲乏力。舌质淡，舌苔薄白，脉细。

肾阳亏虚：晨起泄泻，大便夹有不消化食物，脐腹冷痛，喜暖，形寒肢冷。舌淡胖，舌苔白，脉沉细。

（2）针灸治疗

治法：寒湿困脾、脾气亏虚、肾阳亏虚者，治宜健脾益肾、温化寒湿，针灸并用，虚补实泻；肝郁气滞、食滞胃肠、肠道湿热者，治宜行气化滞、通调腑气，只针不灸，用泻法。以任脉、足太阴经穴及俞募穴、下合穴为主。

主穴：天枢、大肠俞、上巨虚、神阙、三阴交。

方义：本病病位在肠，故取大肠募穴天枢、大肠背俞穴而成俞募配穴，与大肠之下合穴上巨虚合用，调理肠腑而止泻。神阙居中腹，内连肠腑，急、慢性泄泻灸之皆宜。三阴交健脾利湿兼调理肝肾，各种泄泻皆可用之。五穴合用，标本兼治，泄泻自止。

加减：寒湿困脾者，配脾俞、阴陵泉，以健脾化湿；肠道湿热者，配合谷、下巨虚，以清利湿热；食滞胃肠者，配中脘、建里，以消食导滞；肝郁气滞者，配期门、太冲，以疏肝理气；脾气亏虚者，配脾俞、足三里，以健脾益气；肾阳亏虚者，配肾俞、命门、关元，以温肾固本。

操作：神阙用隔盐灸或隔姜灸，余穴常规针刺。寒湿困脾、脾气亏虚者可施隔姜灸、温和灸或温针灸，肾阳亏虚者可用隔附子饼灸。

4. 其他疗法

（1）耳针疗法

处方：大肠、小肠、腹、胃、脾、神门。

操作：每次选 3～5 个穴，中度刺激，急性泄泻者留针 5～10 min，每日 1～2 次。慢性泄泻者留针 10～20 min，隔日 1 次，10 次为一个疗程。也可用压丸法，嘱咐患者每日自行按压数次。

（2）腧穴注射疗法

处方：天枢、上巨虚。

药物：维生素 B_1 注射液或维生素 B_{12} 注射液。

操作：取任上述一种药液，每个穴每次注射 0.5～1 mL，每日 1 次。

（3）贴脐法

处方：神阙。

药物：适量五倍子研成粉末。

操作：用食醋将五倍子末调成膏状敷于脐内，外用伤湿止痛膏固定。2～3 天换药一次。本法对于久泻患者有较好的疗效。

（4）皮肤针疗法

处方：内关、足三里、关元、天枢、腰背部或下腹部阳性反应点。

操作：用皮肤针作中等强度叩刺，使局部皮肤明显潮红，隔日 1 次，多用于治疗慢性泄泻。

（5）温针灸疗法

处方：主穴取足三里、上巨虚、下巨虚、中脘、天枢、关元、命门。痛甚者配神阙、梁门，泻下黏液者配公孙、脾俞，大便血样者配隐白、内庭。

操作：主穴每次选择3～5个穴，轮换选用。选2寸左右的毫针，垂直进针，深度1～1.5寸，使针感向下腹、会阴部放射。得气后在针尾插上2～3 cm长的艾条1段，燃两段后出针。

（6）腧穴埋线疗法

处方：主穴取大肠俞、足三里、上巨虚。脾胃气虚者配脾俞、胃俞，脾肾阳虚者配肾俞，肝郁气滞者配肝俞、脾俞。

操作：行常规腧穴埋线。本法适宜于治疗慢性肠炎。

5. 文献摘要

《灵枢·邪气脏腑病形》：大肠病者，肠中切痛而肠鸣濯濯，冬日重感于寒即泄，当脐而痛，不能久立，与胃同候，取巨虚上廉。

《神应经》：溏泄取太冲、神阙、三阴交。食泄取上下廉。

《类经图翼》：小儿泄泻，灸胃俞、水分、天枢、神阙。

《针灸逢源》：洞泄不止，取肾俞、中脘。

《神灸经纶》：虚寒久泻，灸关元、中极、天枢、三阴交、中脘、梁门、气海。老人虚泻，灸神阙、关元、脾俞、大肠俞。

6. 名家医案

黄某，女，患者于前一天晚上开始先有恶寒发热，继则腹痛腹泻，质稀色黄，至就诊时已经10余次，便前腹中阵痛，泻后略减，脘腹作胀，不时恶心，小便短赤，口渴欲饮，舌苔黄腻，脉濡数。处方：曲池、合谷、天枢、上巨虚、阴陵泉、内庭。操作：用提插泻法留针30 min，针后汗出，腹部较舒服，入夜热退，腹泻已减，次日只针天枢、足三里、阴陵泉以健脾化湿。第三日症状全失，胃纳未旺，为针足三里、中脘两穴而愈。

7. 小结

针灸治疗本病有显著疗效。一般来说，急性易治，慢性较难，但都有较好的疗效。若泄泻频繁，有严重脱水现象或由恶性病变所引起的腹泻则当采取综合疗法。患者发病期间应注意饮食，以清淡、富营养、易消化的食物为主，避免进食生冷不洁及肥甘厚味、荤腥油腻或清肠润滑的食物。急性泄泻患者要给予流质或半流质饮食，如淡盐汤、饭汤、米粥等以养胃气。若属于虚寒腹泻，可饮用淡姜汤，以振奋脾阳，调和胃气。本病的预防也较重要，平时应慎防风寒湿邪侵袭，注意饮食卫生，注意调畅情志，保持乐观心志。

四、胆囊炎

胆囊炎分为急性和慢性两种。急性胆囊炎是由于胆囊管阻塞、化学性刺激和细菌感染引起的胆囊急性炎症性疾病；慢性胆囊炎大多为慢性起病，也可由急性胆囊炎反复发作，迁延日久导致。慢性胆囊炎大多为慢性结石性胆囊炎，少数为非结石性胆囊炎。本病多发生在 40～65 岁，女性高于男性，且以体型肥胖者为多见。一般病程长，反复发作，因饮食不节、情志失调或劳累而诱发。本病属于中医学"胆胀""胁痛""黄疸"范畴。

本病主要由胆腑气机通降失常所致。外感湿热之邪，蕴结脾胃，熏蒸肝胆，胆腑疏泄通降失常，而致胆胀；或饮食不节，嗜酒肥甘，脾胃受损，健运失职，湿邪阻滞中焦，肝胆之气疏泄失常，导致胆胀；或忧思暴怒，肝气郁滞，气机不利，肝失疏泄，损及胆腑，胆汁失于通降，而成胆胀。肝胆气郁，则血行瘀滞，瘀血内阻，以致病情迁延难愈。由于气滞、热郁、瘀血、湿阻致使肝胆气郁，胆失通降者属实；由于疾病反复，邪恋不去，正气渐虚，致使肝肾阴亏或脾肾阳虚者属虚或虚实夹杂。本病病位在胆，与肝、胆、脾关系密切。

1. 临床表现

急性胆囊炎的典型表现为急性发作的右上腹持续或阵发性绞痛，可向肩背部放射，胆囊区有压痛或反跳痛，肌肉紧张，伴有发热，恶心呕吐或有黄疸及血白细胞增高。急性胆囊炎引起的腹痛持续时间往往较长，呼吸和改变体位常常会使疼痛加重。

慢性胆囊炎多数表现为胆源性消化不良、厌油腻食物、上腹部闷胀、嗳气、胃部灼热等，胆囊区可有轻度压痛或叩击痛。若胆囊积水，常能扪及圆形、光滑的囊性肿块。

2. 诊断要点

（1）以右胁胀满疼痛为主要表现。

（2）右上腹有压痛，墨菲征阳性。

（3）多有饱餐油腻、恼怒、劳累等诱因。

（4）排除十二指肠溃疡穿孔、胰腺炎、肠梗阻、右肾结石及心绞痛等其他疾病。

3. 辨证施治

（1）辨证分型

肝胆气郁：右胁胀满疼痛，连及右肩，遇怒加重，胸闷，善太息，嗳气频作，吞酸嗳腐。舌苔白腻，脉弦大。

气滞血瘀：右胁部刺痛较剧，痛有定处而拒按，面色晦暗，口干、口苦，舌质紫暗或舌边有瘀斑，脉弦细涩。

胆腑郁热：右胁部灼热疼痛，口苦咽干，面红目赤，大便秘结，小溲短赤，失眠易怒。舌质红，舌苔黄厚而干，脉弦数。

肝胆湿热：右胁胀满疼痛，胸闷纳呆，恶心呕吐，口苦心烦，大便黏滞，或见黄疸。舌质红，舌苔黄腻，脉弦或滑。

阴虚郁滞：右胁隐隐作痛，或略有灼热感，口燥咽干，急躁易怒，胸中烦热，头晕目眩，午后低热。舌质红、少苔，脉细数。

阳虚郁滞：右胁隐隐胀痛，时作时止，脘腹胀满，呕吐清涎，畏寒肢凉，神疲气短，乏力倦怠。舌质淡，舌苔白腻，脉弦弱无力。

（2）针灸治疗

治法：肝胆气郁、气滞血瘀者，治宜理气解郁、活血化瘀，只针不灸，用泻法；胆腑郁热、肝胆湿热者，治宜清热利湿、疏肝利胆，只针不灸，用泻法；阴虚郁滞、阳虚郁滞者，治宜滋阴清热、温阳益气，针灸并用，用补法。以任脉、手足少阳经穴及俞募穴为主。

主穴：支沟、阳陵泉、胆俞、中脘、胆囊穴、期门。

方义：胁肋为少阳、厥阴二经之分野，故取手少阳之经穴支沟、足少阳之合穴阳陵泉，以疏调肝胆郁滞之经气；胆俞为胆之背俞穴，系胆腑经气转输之处，中脘为腑会，二穴合用，可通泻胆腑之气；期门为肝之募穴，胆囊穴为经外奇穴，二穴可加强疏肝利胆的作用。

加减：肝胆气郁者，加行间、太冲，以疏肝理气；气滞血瘀者，加膈俞、阿是穴以化瘀止痛；胆腑郁热者，加足临泣，以清泄胆腑郁热；肝胆湿热者，加三阴交、阴陵泉，以清热利湿；阴虚郁滞者，加肝俞，以补益肝肾；阳虚郁滞者，加肾俞、脾俞，以补脾肾之阳气。

操作：诸穴常规针刺。急性者每日 1 次，慢性者每日或隔日 1 次。

4. 其他疗法

（1）耳穴疗法

处方：胰胆、肝、神门、交感、内分泌、十二指肠。

操作：如为急性发作，宜强刺激，留针 30～60 min；如为慢性胆囊炎，中度刺激，留针 15～20 min。每日 1～2 次。亦可取单侧耳穴，用压丸法，嘱咐患者每日自行按压 3～4 次，每次按压 1～2 min，两耳交替。

（2）腧穴注射疗法

处方：胆俞、足三里、中脘、胆囊穴。

药物：当归注射液或 10％葡萄糖注射液。

操作：每次选 2～3 个穴，取任一种药液，每个穴注射 1～2 mL。隔日1 次，7～10 次为一个疗程。

（3）电针疗法

处方：胆俞、胆囊穴、日月、中脘、梁门。

操作：胆俞接阴极，其余穴接阳极，用可调波，频率 2～4 Hz，刺激由弱到强，以能耐受为度。每次 30 min，每日 1～2 次。

（4）皮肤针疗法

处方：胁肋部痛点、胸 7～10 夹脊。

操作：用皮肤针轻轻叩刺，并加拔火罐，每日或隔日 1 次。本法适用于慢性胆囊炎患者。

5. 文献摘要

《备急千金要方》：肝俞、脾俞、志室主两胁急痛，肾俞主两胁引痛……支沟主胁腋急痛，腕骨、阳谷主胁痛不得意……阳辅主胸胁痛……胆俞、章门主胁痛不得卧，胸满呕无所出。

《神应经》：一切游走气攻胸胁疼痛，语言、咳嗽难，不可转侧，支沟，右疼泻左，左痛泻右，委中出血。

《针灸大全》：胸胁下痛，起止艰难，公孙、支沟二穴，章门二穴，阳陵泉二穴。

《针灸大成》：胁肋疼痛，支沟、章门、外关……宜推详治之。复刺后穴：行间（泻肝经治怒气）、中封、期门（治伤寒后胁痛）、阳陵泉（治挫闪）。

《针灸逢源》：胸胁痛，支沟、天井、大陵、期门、三里、章门、丘墟、阳辅、行间。

《类经图翼》：心腹胸胁痛胀，胁肋胀痛，膈俞、章门七壮，阳陵泉、丘墟三壮。

6. 名家医案

张某，女，64 岁，2016 年 3 月 1 日入院。患者脘腹及右胁痛 2 个月余，伴恶心呕吐，劳累、遇寒、情绪波动致使症状加重，痛时喜热喜按，饮食减少，大便成形，3～4 天一行，舌淡红，舌苔薄白，舌边有齿痕，脉沉细。胆囊造影提示胆囊壁增厚，收缩功能不良。诊断：胁痛。治则：疏肝利胆，理气止痛。处方：膈俞、胆俞、日月、阳陵泉、中脘、内关、公孙。操作：膈俞、胆俞针右侧，向脊柱方向斜刺 1～1.5 寸，用捻转泻法，施术 1 min，使针感沿着背部向右胁肋部感传；日月针右侧，沿肋骨斜刺 1～1.5 寸，予以雀啄泻法，施术 1 min，使针感抵右上腹；阳陵泉针双侧，直刺 2～3 寸，予捻转泻法，使针感沿经上传，施术 1 min；公孙、内关行常规针刺，施泻法 1 min，以局部酸胀为度；中脘用呼吸泻法，直刺 2～3 寸，施术 1 min，共针 12 次，诸症消失。

7. 小结

针灸疗法主要适用于慢性胆囊炎和急性单纯性胆囊炎。针灸治疗慢性胆囊炎有较好的效果，但是要坚持治疗，才能收到预期的疗效。而对于急性重症胆囊炎，针灸只能作为辅助手段之一，采用中西医结合疗法综合治疗才能取得较好的疗效。患者平时要注意调节情志，保持精神乐观，戒烦躁，禁忧郁；调理饮食，勿过食肥甘厚味、辛辣酒类等；避免外邪，防止湿热侵袭；增强体质，避免外伤。

五、便秘

便秘是粪便在肠内滞留过久，秘结不通，排便困难或欲大便而艰涩不畅的一种病症，分为器质性便秘和功能性便秘。器质性便秘是指由于消化道器质性病变而导致的便秘；功能性便秘是指无器质性病变，由于大肠及肛管功能活动异常而引起的便秘。本病属于中医学"大便难""脾约""后不利""秘涩""秘结""阴结""阳结""肠结"等范畴。

本病的病因有胃肠积热、气机郁滞、气血阴津亏虚、阴寒凝滞，病机为大肠传导失司，病位在大肠，与肺、脾、肾相关。肺热肺燥，肺失宣降，热移大肠，致大肠传导失常；脾主运化，职司水谷精微的吸收转输，脾病则气血乏源，转输不利，糟粕内停而致大便秘结；肾司二便、主开阖，寓元阴元阳，肾虚则阴亏肠燥，或阳衰寒凝，传导失常而形成大便秘结。

1. 临床表现

多起病缓慢，逐渐加重，病程冗长。主要表现为大便干结不通，干燥如球；或排便次数减少，多间隔三五日或七八日，甚至半月不排便；或便质不干，但排出困难，努挣不下，排不尽。常伴有腹部胀满，甚至腹痛、脘闷嗳气、食欲减退、心烦易怒、睡眠不安、头晕头胀等症状。发病和加重常与饮食、情志、劳倦损伤等有关。

2. 诊断要点

（1）以排便困难为主症。

（2）X线检查可见胃肠道张力减退，钡剂排空延迟超过 24 h。

（3）排除大肠癌、直结肠等肠道器质性病变。

3. 辨证施治

（1）辨证分型

热秘：大便干结，小便短赤，面红身热，口干或口臭，喜冷饮，腹部胀满，按之作痛。舌苔黄燥，脉滑数。

气秘：大便不畅，欲解不得，甚则少腹作胀，嗳气频作，胸胁痞满，纳食减少。舌苔白，脉弦。

虚秘：气虚者虽有便意，但排出不畅，大便并不干硬，临厕努挣乏力，挣则汗出气短，面色白，神疲气怯，舌质淡，舌苔薄白，脉弱；血虚者大便秘结，面色无华，头晕目眩，心悸，舌质红，舌苔少，脉细数。

冷秘：大便秘结，腹中冷痛，面色苍白少华，时作眩晕，心悸，畏寒肢冷，小便清长。舌质淡，舌苔白润，脉沉迟。

（2）针灸治疗

治法：通调腑气、润肠通便。热秘者，治宜清热保津；气秘者，治宜顺气导滞；气虚者，治宜健脾益气；血虚者，治宜滋阴润燥；冷秘者，治宜温阳通便。热秘、气秘只针不灸，用泻法；虚秘、冷秘针灸并用，用补法。以手少阳、足少阴经穴及俞募穴下合为主。

主穴：天枢、大肠俞、上巨虚、支沟、照海。

方义：方中天枢为大肠的募穴，大肠俞为大肠的背俞穴，二穴合用属俞募配穴法，再加大肠的下合穴上巨虚，"合治内腑"，三穴同用，疏理肠腑气机，润肠通便。取支沟可宣通三焦气机以通腑气，取照海养阴以增液行舟，二穴合用为治疗大便秘结之经验效穴。

加减：热秘者，加合谷、曲池，可清泄阳明、泄热通便保津；气秘者，加中脘、太冲、气海，以疏肝理气、导滞排便；气虚者，加气海、足三里、脾俞，以健运脾胃、益气通便；血虚肠燥者，加太溪、三阴交，以养血润燥、增液行舟；冷秘者，加肾俞、命门，以补益肾气、温阳通便。

操作：诸穴常规针刺，冷秘者可采用温针灸、温和灸、隔姜灸等方法。

4. 其他疗法

（1）耳针疗法

处方：大肠、直肠、交感、皮质下。

操作：短毫针刺入，采用中度或弱刺激，每日1次。也可用压丸法，嘱咐患者每日自行按压数次。以局部微痛发热为度。

（2）腧穴注射疗法

处方：天枢、大肠俞、上巨虚、支沟、照海。

药物：生理盐水、维生素 B_1 注射液或维生素 B_{12} 注射液。

操作：任选一种药液，每个穴注入 0.5～1 mL，每日或隔日1次。

（3）按摩疗法

处方：关元。

操作：以关元为中心，顺时针揉腹、揉脐。每日1次，每次 20 min。

（4）电针疗法

处方：大横、腹结、天枢、水道。

操作：针刺得气后，接电针治疗仪，8个输出极分别连于两侧以上腧穴，采用疏密波，频率为 80～100 次/min，强度以患者能耐受为度。通电 30 min，每日1次，7次为一个疗程。

（5）贴脐法

处方：神阙。

操作：采用生大黄粉 3 g，用 50％～60％白酒调成糊状，贴敷于神阙穴，外用敷料胶布（对胶布过敏者用绷带）固定，每日于局部用 50％～60％白酒约 5 mL 加湿1次，3天换药一次，5次为一个疗程。

5. 文献摘要

《针灸资生经》：承山、太溪治大便难。

《针灸大全》：大便难，用力脱肛，取内关、照海、百会、支沟。

《杂病穴法歌》：大便虚秘补支沟，泻足三里效可拟。热秘气秘先长强，大敦阳陵堪调护。

《针灸大成》：大便秘结不通，章门、太白、照海。

6. 名家医案

谢某，男，38 岁。20 年来经常 5～10 天大便一次，如不服用通便药，半月也不大便，腹部无胀痛感，平时口干舌燥，或时有牙龈肿痛，大便后则消失，饮食如常，无任何病史。舌红少津，脉滑数。取穴：大肠俞、支沟，均用捻转提插泻法，每日针 1 次，3 次后大便已通，下颗粒状粪便，以后隔日针 1 次，又治 5 次后，已每日有大便，自针后牙龈未再发现肿痛，证明大肠功能已经基本恢复，肠热已清，故停针观察 1 周。随访两年，未再便秘。

7. 小结

针灸治疗本病有较快的通便作用，尤其对功能性便秘有较好的疗效。临床治疗时要先找出原因，明确辨证而分虚实论治。在全身治疗的同时，配合局部治疗，一般预后良好，如治疗多次无效者要查明原因。至于热病之后或患其他病的患者，由于水谷少进而不大便的，不必急于通便，只需扶养胃气，使饮食渐增，则大便自能正常。便秘的防治，自身调摄非常重要。患者平时应坚持体育锻炼，多食蔬菜、水果，忌食辛辣、刺激性食物，养成定时排便的习惯。

六、膈肌痉挛

膈肌痉挛是膈肌不自主的间歇性收缩运动。除单纯性膈肌痉挛外，本病多见于胃肠神经症、胃炎、胃扩张等。本病相当于中医学的"呃逆"，古称"哕"，又称"哕逆"，俗称"打嗝"。

本病的发生与饮食不节、情志失调、正气亏虚有关。本病病位在胃，与肺肝关系密切。若饮食不节，损伤脾胃，胃失和降，胃气上逆动膈而致呃逆；或恼怒抑郁，肝失疏泄，横逆犯胃，胃气上逆而致呃逆；或久病重病误用吐下，中气不足，胃阴亏虚，胃失和降而致呃逆。

1. 临床表现

呃声频频，呈持续状态，不能自制。其呃声或高或低，或疏或密，间歇时间不定。常伴有胸膈痞闷、脘中不适、情绪不安等症状。发病和加重多与饮食、情志、体质等诱因有关。临证有虚实之分，实证呃声频频相连，声高而扬；虚证呃声时断时续，气怯声低。

2. 诊断要点

（1）以喉间呃呃连声，声短而频，令人不能自制为主症。

（2）排除肝硬化晚期、尿毒症等器质性病变。

3. 辨证施治

（1）辨证分型

胃寒积滞：呃逆常因感寒或饮冷而发作，呃声沉缓有力，胸膈及胃脘不舒，得热则减，遇寒更甚，食纳减少，喜食热饮，口淡不渴。舌苔白润，脉迟缓。

胃火上逆：呃声洪亮有力，冲逆而出，口臭烦渴，多喜冷饮，脘腹满胀，大便秘结，小便短赤。舌苔黄燥，脉滑数。

肝郁气滞：呃逆连声，常因情志不畅而诱发或加重，胸胁胀闷，纳少，肠鸣矢气。舌苔薄白，脉弦。

脾胃阳虚：呃逆断续而作，声音低怯。面色白，气短神疲，畏寒肢冷，食少困倦。舌质淡，舌苔白，脉沉细。

胃阴不足：呃声低微，短促而不得续，口干咽燥，心烦不安，胃中嘈杂，饥不欲食。舌体瘦，舌质红而干、有裂纹，脉细数。

（2）针灸治疗

治法：胃寒积滞、脾胃阳虚者，治宜温中散寒、通降腑气，针灸并用，虚补实泻；胃火上逆、肝郁气滞者，治宜疏肝理气、和胃降逆，只针不灸，泻法；胃阴不足者，治宜养阴清热、降逆止呃，只针不灸，平补平泻。以任脉、足太阳、足阳明及手厥阴经穴为主。

主穴：膈俞、内关、中脘、天突、膻中、足三里。

方义：本病病位在膈，故不论何种呃逆，均可用膈俞利膈止呃；内关通阴维脉，为手厥阴心包经络穴，可宽胸利膈，畅通三焦气机，为降逆要穴；中脘、足三里和胃降逆，不论胃腑寒热虚实所致胃气上逆动膈者用之均宜；天突位于咽喉，可利咽止呃；膻中位近膈，又为气会，功擅理气降逆，使气调则呃止。

加减：胃寒积滞、胃火上逆、胃阴不足者，加胃俞，以和胃止呃；脾胃阳虚者，加脾俞、胃俞，以温补脾胃；肝郁气滞者，加期门、太冲，以疏肝理气。

操作：诸穴常规刺法。胃寒积滞、脾胃阳虚者，诸穴可加灸；中脘、内关、足三里、胃俞亦可用温针灸，并可加拔火罐。

4. 其他疗法

（1）指针疗法

处方：翳风、攒竹、鱼腰、天突。

操作：任取一个穴，用拇指或中指重力按压，以患者能耐受为度，连续按揉 1～3 min，同时令患者深吸气后屏住呼吸，常能立即止呃。

（2）耳针疗法

处方：胃、神门、肝、脾、心、交感。

操作：以 0.5 寸左右的毫针刺入耳穴皮下，以不刺透软骨为度，留针 40～50 min，留针期间捻转 2～3 次，每次 1～2 min。虚证用补法，实证用泻法。一般先刺一耳，若不效则刺双耳，一日连续针刺不超过两次。在捻转行针过程中患者耳部应有烧灼感，个别有疼痛感，留针期间有热胀感。

（3）艾灸疗法

处方：中脘、气海、关元、足三里（双侧）、三阴交（双侧）。

操作：将艾条点燃后距腧穴皮肤 2～3 cm，采用温和灸手法，按上述腧穴，从上到下依次熏灸，每个穴 2～3 min，以穴区有温热酸胀感、局部皮肤潮红为度。熏灸时要注意观察皮肤的变化，对于意识障碍或局部感觉迟钝的患者，可将食指、中指分张，置于施灸部位两侧，以免烫伤。每日 1 次。

（4）电针疗法

处方：①天突、膻中、中脘、气海、足三里、攒竹、百会、内关、神门。②肝俞、脾俞、胃俞、膈俞。

操作：针刺得气后选其中的 3～4 个腧穴接电针治疗仪，通电 20～30 min，每日 1 次，两组腧穴交替使用，6 次为一个疗程。

（5）腧穴注射疗法

处方：内关、足三里。

药物：654-2 注射液、地西泮注射液、维生素 B$_1$ 注射液、生理盐水。

操作：单侧内关穴取地西泮注射液 10 mg，双足三里穴选取 654-2 注射液 5 mg、维生素 B$_1$ 注射液 5 mg 或生理盐水 0.5 mL，注入药液的同时嘱咐患者深吸气，屏住呼吸片刻，后分次缓缓呼出，反复数次。一般 1～2 次即可治愈，如呃逆不止可继续注射 3～5 次，直至治愈。

（6）腧穴埋线疗法

处方：颈 4 夹脊（左侧）、内关（双侧）、足三里（双侧）、中脘。

操作：用注射针埋线法，刺入 2 cm 左右，将 3 - 0 号羊肠线 1～1.5 mm 埋植在腧穴的皮下组织或肌层内。针毕用无菌棉签压迫针孔片刻，贴上创可贴。

（7）闪罐配合刺络拔罐疗法

处方：肺俞、膈俞、肝俞、章门。

操作：取以上腧穴，用大号火罐顺序闪罐 3～5 min，然后用三棱针点刺双侧膈俞，拔罐放血，出血量 5～10 mL，留罐 15 min。每日 1 次，3 次为一个疗程。一般治疗 1～2 个疗程。

（8）头针疗法

处方：额旁 2 线、内关、足三里。

操作：取双侧额旁 2 线，由前向后，捻转得气之后再针刺双侧内关、足三里。根据病情补虚泻实，额旁 2 线只捻转补泻，禁提插；内关、足三里可捻转提插补泻。留针 30 min，每 10 min 行针一次，每日治疗 1 次。

5. 文献摘要

《针灸资生经》：哕……灸中脘、关元百壮；未止，肾俞百壮。

《针灸正宗》：呃逆……针天突以降逆，针中脘以和胃。

《针灸学简编》：呃逆，寒证，上脘、章门、脾俞、内关；热证，内关、合谷、列缺、膈俞、足三里；虚证，中脘、期门、气海、脾俞；实证，上脘、足三里。

6. 名家医案

杨某，男，30 岁。午餐进食而出现持续性呃逆 11 天，其声连连，响亮有力，昼夜不停。辨证：呃逆，胃火上逆。治则：通腑泄热止呃。处方：膻中、膈俞、中脘、内关、足三里。操作：用 28 号毫针强刺激泻法，留针 30 min，3 min 提插捻转 1 次。膻中、膈俞、中脘加拔火罐，共针两次而愈。

7. 小结

针灸治疗本病有显著疗效，往往能针到呃止，手到病除。呃逆停止后，应积极查明并治疗引起呃逆的原发病。一过性呃逆，大多病情轻浅；持续性或者反复发作的呃逆，通过针灸也可治愈；如果在慢性消耗性疾病后期出现的呃逆，则为胃气将绝的证候，针灸疗效欠佳。要做好患者思想工作，帮助其克服恐惧心理。患者应避免精神刺激，保持心情舒畅。调摄饮食，避免进食过快，避免食用生冷、辛辣等刺激性食物。

七、黄疸

黄疸是由于血清中胆红素升高致使皮肤、黏膜和巩膜发黄的疾病。本病可见于病毒性肝炎、肝硬化、胆石症、胆囊炎、钩端螺旋体病、某些消化系统肿瘤及出现黄疸的败血症等。中医学认为本病症包括阳黄、阴黄与急黄，常与"胁痛""鼓胀""癥积"等并见。本病属于中医学"黄疸""谷疸""疸黄"等范畴。

本病的发生与感受疫毒的湿热之邪、饮食所伤、肝胆湿热、脾胃虚弱等因素有关。其病机是湿邪阻滞，胆液不循常道外溢而发黄。其病位在肝、胆、脾、胃等。若中阳偏盛则湿从热化而成阳黄，中阳不足则湿从寒化而成阴黄。

1. 临床表现

目黄、身黄、小便黄，尤以眼睛巩膜发黄最为明显。患病之初，可无黄疸，而以恶寒发热、纳呆、呕恶、身重肢倦等类似感冒症状为主，3～5天后才逐渐出现黄疸。黄疸加深时，尿、痰、泪液及汗液可被黄染，唾液一般不变色。患者常有饮食不节、与肝炎患者接触史或使用化学制品、药物史。

2. 诊断要点

（1）以目黄、身黄、小便黄为主症。

（2）肝脏、脾脏或胆囊肿大，伴有压痛或触痛。

（3）实验室检查：血清胆红素升高。

（4）排除肝、胆、胰等恶性病变。

3. 辨证施治

（1）辨证分型

① 阳黄

湿热兼表：黄疸初起，目白睛微黄或不明显，小便黄，脘腹满闷，不思饮食，伴有恶寒发热，头身重痛，乏力。舌苔薄腻，脉浮弦或弦数。

热重于湿：初起目白睛发黄，迅速遍及全身，黄疸较重，色泽鲜明，壮热口渴，心中懊憹，呕恶纳呆，小便短赤，大便秘结，胁胀痛而拒按。舌质红，舌苔黄腻或黄糙，脉弦数或滑数。

湿重于热：身目发黄如橘，无发热或身热不扬，头重身困，嗜卧乏力，胸脘痞闷，纳呆呕恶，厌食油腻，口黏不渴，小便不利，便稀不爽。

舌苔厚腻微黄，脉濡缓或弦或滑。

胆腑郁热：身目发黄，色鲜明，右胁剧痛且放射至右侧肩背，壮热或寒热往来。伴有口苦咽干，呕逆，尿黄，大便秘结或大便灰白。舌质红，舌苔厚而干，脉弦数或滑数。

疫毒发黄（急黄）：起病急骤，黄疸迅速加深，身目呈深黄色。壮热烦渴，呕吐频作，尿少便结，脘腹满胀疼痛，烦躁不安或神昏谵语，或衄血、尿血，皮下发斑，或有腹腔积液，继之嗜睡昏迷。舌质红绛，舌苔黄褐干燥，脉弦数或洪大。

② 阴黄

寒湿证：身目俱黄，黄色晦暗不泽或如烟熏，痞满食少，神疲畏寒，腹胀便溏，口淡不渴。舌质淡，舌苔白腻，脉濡缓或沉迟。

脾虚证：多见于黄疸久郁者。症见身目发黄，黄色较淡而不鲜明，食欲不振，肢体倦怠乏力，心悸气短，食少腹胀，大便溏薄。舌质淡，舌苔薄，脉濡。

（2）针灸治疗

治法：湿热兼表者，治宜清热化湿，佐以解表；热重于湿者，治宜清热利湿，佐以通腑；湿重于热者，治宜除湿化浊、泄热除黄；胆腑郁热者，治宜疏肝泄热、利胆退黄；疫毒发黄者，治宜清热解毒、凉血开窍。寒湿证温中化湿、健脾和胃；脾虚证补养气血、健脾退黄。寒湿证可加用灸法，其他证型只针不灸，虚补实泻。以足少阳、足阳明、手足厥阴经穴及相应背俞穴为主。

处方：肝俞、胆俞、阳陵泉、太冲、至阳、足三里、中脘、内关。

方义：方取肝、胆之背俞穴肝俞、胆俞，胆之下合穴阳陵泉，肝经之原穴太冲，以疏调胆腑、利胆退黄；至阳为治疗黄疸的经验要穴，可宣通阳气以化湿退黄；足三里、中脘和胃消滞，健脾胃而化生气血；内关和胃降逆止呕。

加减：湿热兼表者，加大椎、曲池、合谷，以解表退热；湿重于热者，配阴陵泉，以健脾利湿；热重于湿者，加大椎，以清泻热毒；胆腑郁热者，加支沟、日月，以疏肝泄热；疫毒发黄者，加水沟、十宣、十二井穴，以泻热启闭；脾虚者，加脾俞、三阴交，以健脾利湿。

操作：诸穴常规针刺，虚补实泻；阴黄者可加灸法。

4. 其他疗法

（1）耳穴压丸疗法

处方：肝、胆、脾、胃。

操作：用王不留行贴压，嘱咐患者每日自行按压 3～5 次，每次 1～2 min，以局部发热为度。

（2）腧穴注射疗法

处方：胆俞、阳陵泉、阴陵泉、至阳。

药物：板蓝根注射液、维生素 B_1 注射液或维生素 B_{12} 注射液。

操作：取上述任一药液，每个穴注射 0.5～1 mL，每日 1 次，7 次为一个疗程。

5. 文献摘要

《针灸甲乙经》：黄疸，刺脊中……黄疸，热中善渴，太冲主之。

《扁鹊神应针灸玉龙经》：浑身发黄，至阳灸，委中出血。

《针灸大全》：黄疸，四肢俱肿，汗出染衣，公孙……至阳一穴，百劳一穴，腕骨二穴，中脘一穴，足三里二穴。

《针灸逢源》：发黄身如烟熏、目如金色、口燥而热结，砭刺曲池出血，或用锋针刺肘中曲泽之大络，使邪毒随恶血而出，极效。遍身面目俱黄，小便黄赤或不利，脾俞、然谷、涌泉。

《神灸经纶》：黄疸，公孙、至阳、脾俞、胃俞。酒疸目黄面发赤斑，胆俞。

6. 名家医案

李某，男，18 岁。2016 年 11 月 14 日初诊。自述：发病 20 天，尿黄、全身黄染 13 天。20 天前因劳累引起腰痛，头昏，发冷，发热，腹胀，纳呆，厌食油腻，周身发软。此后出现尿黄，全身发黄，乏力。11 月 10 日经某医院肝功能检查，诊断为急性黄疸型肝炎。体格检查：发育中等，营养一般，巩膜、皮肤黄染；心肺（一），腹部柔软，肝肋下 1.5 cm、剑下 4 cm，光滑充实，触叩痛明显。取穴：足三里、中封、肝炎穴、合谷、后溪。每日 1 次，两侧交替进行。针刺 8 次后黄退，食量增加，精神好转，去合谷、后溪。12 月 14 日症状全部消失，微感气短，加刺耳针 5 次痊愈。12 月 22 日复查肝功能、超声波均正常。

7. 小结

针灸治疗急性黄疸型肝炎有显著疗效，但应注意隔离，以防传染。对于其他原因所致的黄疸，针灸治疗的同时应配合其他治疗措施。黄疸消退后仍应调治，以免湿邪不清，肝脾未复，导致黄疸复发，甚或转成癥积、鼓胀。患者应注意饮食，避免不洁食物，应进食清淡而易消化的食物，禁食辛辣刺激、油腻之品，忌烟酒；注意起居有常，不妄作劳，顺应四时变化，以免正气损伤，邪气乘袭。在发病初期，疫毒发黄患者应绝对卧床，恢复期和久病转为慢性的患者，可适当参加体育活动。保持心情愉快舒畅，有助于病情康复。

第三节　神经系统及精神疾病

一、癫痫

癫痫是一组由不同病因所引起的脑部神经元高度同步化异常放电所致，以发作性、短暂性、重复性及通常为刻板性的中枢神经系统功能失调为特征的综合征。根据所侵犯神经元的部位和发放扩散的范围，脑功能失常可表现为运动、感觉、意识、行为、自主神经功能等不同障碍，或兼而有之，常反复发作。癫痫是常见的神经系统疾病，其患病率为$0.5\% \sim 1\%$。

本病病因分先天因素和后天因素两种。本病病机复杂，大体概括为痰、热、惊、风、虚、瘀等致病因素，造成人体脏腑功能失调，痰浊阻滞，气机逆乱，痰凝气滞血瘀，肝风内动，风热痰瘀互结，闭阻窍络。心、肝、脾、肾损伤是癫痫的发病基础；痰浊蒙蔽清窍，壅塞经络为发病的直接原因。

1. 临床表现

大多为间歇性、短时性和刻板性发作。患者多有家族史，因惊恐、劳累、情志过激等诱发。临床常见发作类型有癫痫大发作、小发作、局限性发作、精神运动性发作。

（1）大发作

约半数患者有先兆症状：肢体麻木、疼痛、手指抽动、突感恐惧，历时数秒，继之发出尖叫，神志丧失而跌倒于地，肢体强直，两眼上翻或偏向一侧。经 30 s 左右，则四肢及面部肌肉强烈抽动，口吐白沫，1～2 min

停止之后渐渐进入深睡；2 h后，意识清醒，则头昏、疲乏。癫痫大发作短期内呈持续性，患者始终处于昏迷状态，称为癫痫持续状态。常伴有体温升高，若不及时抢救，终止发作，患者将因衰竭而死亡。

（2）小发作

多见于儿童，有短暂的意识丧失，1～2 s即过，长者可达数十秒。临床上常表现为面色苍白、动作中断、直视呆立不动、呼之不应、手持物落地。发作过后，可继续原来的活动。

（3）局限性发作

多为继发性癫痫。抽搐常限于一个肢体或一侧肢体，发作由手指、面部（尤其是口角）或足趾开始，逐渐向远端蔓延。

（4）精神运动性发作

常见于成年人，其特点为发作性精神活动障碍，持续数分钟至数小时不等，有时可长达数日后症状突然消失，过后患者对发作情况一无所知。

2．诊断要点

（1）有反复发作的癫痫症状。

（2）脑电图检查有癫痫波。

（3）排除癔症性抽搐与昏厥、低钙血症抽搐、破伤风抽搐等病症。

3．辨证施治

（1）发作期

对处于发作期的患者，首先应区分阳痫和阴痫。阳痫偏于实热，阴痫偏于虚寒。

① 辨证分型

阳痫：猝然仆倒嚎叫，声尖而高，瞬息不省人事，项背强直，手足抽掣有力。面色初为潮红或紫红，继之转为青紫或苍白，口唇暗青，两目上视，牙关紧闭，口中溢出大量白色涎沫，甚则二便自遗。移时苏醒，亦有醒后嗜睡或躁动不安、神志错乱。舌质红，舌苔白腻或黄腻，脉弦数或弦滑。

阴痫：发病时面色晦暗青灰而黄，手足清冷，双目半开半合，或抽搐时作，或失神呆滞，不动不语，两眼发直或上视，手中物件掉落，也可伴有眼睑、颜面或肢体的颤动和抽动，发作后对上述症状全然不知，多一日频作十数次或数十次，舌质淡，舌苔白腻，脉沉细而迟。

② 针灸治疗

治法：发作期治疗以醒神开窍、止痉定痫为主，阳痫辅以清热化痰、熄风定痫，用泻法；阴痫辅以温阳除痰、顺气定痫，用补法，并可施灸。以督脉穴为主。

主穴：百会、大椎。

方义：癫痫发作期以神志不清、肢体抽搐为主，针刺选穴多以督脉穴为主，因督脉"入络脑"，"总督一身之阳气"，如督脉经气阻滞，则可发生项背强直、癫痫发作。百会是足太阳膀胱经与督脉交汇点，膀胱经与督脉交汇于百会后络于脑，循脊柱两侧下行，故取百会穴具有清脑醒神、熄风止痉的作用。大椎是手、足二阳经与督脉之会穴，能通调诸阳经之气，可清泄风阳、宁神醒脑、熄风安神、通督醒志而止抽搐。

加减：阳痫者，加合谷、印堂、风池以助清热之效，加阳陵泉、太冲以泻肝胆经气、制肝气横逆达熄风定痫之用。痰盛者，加丰隆以涤痰。阴痫者，加气海、足三里、中脘、鸠尾艾灸，以温阳除痰、顺气定痫。

操作：诸穴常规针刺。进针后行捻转或提插补泻手法，阳痫行泻法，阴痫行补法。需要灸治者行艾条熏灸，以皮肤红晕为度。复苏之后转入休止期治疗。

（2）休止期

① 脾虚痰盛

痫止后食欲不振，腹部胀满，大便溏薄，精神疲惫，神疲乏力，形体瘦弱，咳痰或痰多，或恶心泛呕，或胸胁痞闷。舌质淡，舌苔白腻，脉濡滑或细弦。

治法：健脾化痰。以督脉、任脉、足阳明经及相应背俞穴为主。

主穴：脾俞、肾俞、关元、足三里、百会、中脘、丰隆。

方义：本证之本在于脾虚失运，故取脾俞、肾俞培补元气。足三里可运化水谷、生精化血，对真元亦有裨益；百会、关元属任督二脉，能壮气以运血，使气血充盈、生化有源；取中脘、丰隆以涤痰浊。诸穴共伍，以奏健脾化痰之功。

加减：恶心泛呕者，配上脘；胸闷者，配内关；乏力、神疲者，配百会，加灸。

操作：百会沿皮刺。进针得气后行捻转补泻手法。百会加灸时，可用艾条熏灸。余穴常规针刺。每日1次，7～10次为一个疗程；疗程间隔3～5天。

② 肝火痰热

素日心烦急躁，每因焦急郁怒诱发本病，痛止后，仍然烦躁不安，胸胁乳房胀痛，口苦而干，失眠，便秘溲赤，或咳痰胶稠。舌质偏红，舌苔黄，脉弦数。

治法：清肝泻火，化痰开窍。以手足厥阴、足少阳、足阳明及相应背俞穴为主。

主穴：风池、肝俞、肾俞、行间、侠溪、丰隆、内关。

方义：风池能疏泄浮阳，配行间、侠溪，泻肝胆上亢之虚阳，是治标之法，更取背俞调补肝肾，而治其本。取丰隆以化痰浊，取内关以清心火。诸穴共伍，以达清肝泻火、化痰开窍之功。

加减：口苦者，配胆俞、日月；失眠者，配心俞；大便秘结者，配支沟。

操作：日月、风池斜刺，行间、侠溪、丰隆、内关、支沟直刺。进针得气后行提插捻转补泻手法，留针 30 min。每日 1 次，7～10 次为一个疗程，疗程间隔 3～5 天。

③ 肝肾阴虚

痫病频发之后，神志恍惚，面色晦暗，头晕目眩，两目干涩，耳轮焦枯不泽，健忘失眠，腰膝酸软，大便干燥。舌质红，舌苔薄黄，脉沉细而数。

治法：滋养肝肾。以足少阴、足厥阴、足太阴及相应背俞穴为主。

主穴：太溪、太冲、肝俞、肾俞、三阴交、膈俞。

方义：久病不愈，肝肾阴虚，"五脏有疾也，当取之十二原"，肾为一身阴液之本，受五脏六腑之精而藏之，取肾经原穴太溪，补肾填精；肝藏血，主枢机，取肝经原穴太冲，养血柔肝，平肝熄风，配合肾俞、肝俞以滋肾益精血，平息内风。三阴交为脾、肝、肾三经交会穴，能补助阴血，阴不足而阳偏亢之证皆可取本穴，配血会膈俞，则阴血可补，虚火可收。

加减：头晕，配百会；健忘失眠，配神门；大便干燥，配巨虚。

操作：太溪、太冲、三阴交、神门、上巨虚直刺；百会沿皮刺。进针得气后行提插补泻手法，太冲、风池、上巨虚平补平泻，余穴行补法，留针 30 min。每日 1 次，7～10 次为一个疗程，疗程间隔 3～5 天。

4. 其他疗法

（1）针挑疗法

处方：长强上 0.5 寸、1 寸、1.5 寸左右三处作挑点。

操作：以三棱针挑断腧穴皮下纤维，每次挑 3 个穴，10 天一次，3 次为一个疗程。每次挑点必须与前次的挑痕错开 1～2 cm。

（2）腧穴注射疗法

处方一：心俞、意舍、志室。

药物：2％盐酸普鲁卡因注射液、50％医用乙醇或 5％γ-酪氨酸。

操作：取 2％盐酸普鲁卡因注射液或 50％医用乙醇，每个穴注射 0.5～0.7 mL，内斜进针，得气后注入药液。隔日 1 次，双侧交替使用。注意：①大发作时用。②先做盐酸普鲁卡因皮肤试验，过敏者，改用盐酸利多卡因。③每个穴斜刺针向督脉，不可过深，防止气胸。此外，对小发作患者，也可酌情选用 5％γ-酪氨酸，取穴同上，每个穴注射 0.5 mL。

处方二：大椎、心俞、意舍、腰奇。

药物：当归注射液。

操作：每个穴注射药液 0.5～0.7 mL，隔日 1 次，5～7 次为一个疗程。

（3）腧穴埋线疗法

处方：大椎、哑门、翳明、神门。

操作：局部麻醉后，用三角缝合针，将 2～3 cm 0 号羊肠线埋于穴下肌肉层，10～15 天一次。

（4）耳针疗法

处方：神门、心、胃、皮质下。

操作：毫针强刺激，留针 30 min。发作期 1～2 次/天。休止期用揿针埋贴或王不留行贴压，春夏 3 天换针一次，秋冬 7 天换针一次，10 次为一个疗程。

（5）头针疗法

处方：运动区、感觉区、足运感区、晕听区。

操作：平刺入针，快速捻转，每 3 min 捻转 1 次，捻 3 次后起针。隔日 1 次，5 次为一个疗程。

（6）皮肤针疗法

处方：督脉大椎至长强段。

操作：用皮肤针轻叩，每个腧穴各叩击 15 min，循序叩刺，以皮肤潮红或微渗血为度。本法适用于休止期。

5. 文献摘要

《古今医鉴》：痫者有五等，而类五畜，以应五脏。发则卒然倒仆，口眼相引，手足搐搦，背脊强直，口吐涎沫，声类畜叫，食倾乃苏，原其所由，或因七情之气郁结，或为六淫之邪所干，或因受大惊恐，神气不舍，或自幼受惊，感触而成，皆是痰迷神窍，如痴如愚。治之不须分五，俱宜豁痰顺气，清火平肝。

《杂病广要》：凡癫痫……皆由邪气逆阳分，而乱于头中也……其病在头癫。

《寿世保元》：盖痫疾之原，得之惊，或在母腹之时，或在有生之后，必因惊恐而致疾。盖恐则气下，惊则气乱，恐气归肾，惊气归心。并于心肾，则肝脾独虚，肝虚则生风，脾虚则生痰。蓄极而通，其发也暴，故令风痰上涌而痫作矣。

《针灸大成》：癫痫，攒竹、天井、小海、神门、金门、商丘、行间、通谷、心俞（百壮）、后溪、鬼眼。

《针灸聚英》：风痫常发，神道须还心俞宁。

《针灸大全》：鸠尾能治五般痫，鸠尾针癫痫已发。

《类经图翼》：风痫，百会、上星、身柱、心俞、筋缩、章门、天井、阳溪、合谷、足三里、太冲。

6. 名家医案

季某，男，6 岁。患癫痫已 3 年，有跌仆史和高热抽搐史，曾确诊为继发性癫痫，左颞中央癫痫波偏胜。初诊前半年期间每日早晨均有发作，药物不能控制。患儿形体肥胖，平时喜食厚味，舌苔白滑，脉弦滑。此痰浊内聚、脏腑失调、厥气挟风、卒逆窍络、蒙昧清神而致是证。针灸治疗宜醒脑宣络、豁痰开窍。取百会、神庭、四神聪、风府、天柱、风池、丰隆。针刺得气后留针 15 min。辅以中药豁痰开窍之剂。经 70 余次治疗而愈，随访 1 年未发。

7. 小结

本病在发作期和休止期均是针灸疗法的适应证。治疗时，急则开窍醒神以治其标、控制其发作，缓则祛邪补虚以治其本，多以调气豁痰、平肝熄风、通络解痉、清肝泻火、补益心脾肝肾等法治疗。突然发作以针刺等外治法开窍醒神以促进苏醒。其机制主要在于调达气机、制止逆乱。适当配服药物是必要的，例如，镇静药可协助针灸控制发作以治标，固本用滋补药可协助针灸促正气充沛，以防内风妄动，达到预防发作的目的。对于继发性癫痫，还应力争诊治原发病，以消除病因，求得根治。对于大发作而昏迷者，应采取抢救措施，以防意外。体质较弱，气不足，痰浊沉痼者，往往迁延日久，缠绵难愈，预后较差。若反复频繁发作，少数年幼患者智力发育则受到影响，出现智力减退，甚至成为痴呆。

二、脑血管意外

脑血管意外又称急性脑血管病、脑卒中，为脑血管的急性血液循环障碍而导致偏瘫、失语、昏迷等急性或亚急性脑损伤症状的疾病。以中年以上发病者，尤其是高血压型患者为多见。按疾病的性质，可将本病分为缺血性和出血性两大类。前者包括脑血栓形成和脑栓塞，后者包括脑出血和蛛网膜下隙出血。本病发病率、致残率、死亡率高，是世界上造成死亡的第二位因素，在我国部分地区甚至是首位因素。本病相当于中医学的"中风"，中医文献记载的病名有"偏枯""偏风""风痱""半身不遂""仆击""薄厥""喑痱""卒中""类中"等。

本病的病机比较复杂，概而论之不外虚（阴虚、气虚）、火（肝火、心火）、风（肝风、外风）、痰（风痰、湿痰）、气（气逆）、血（血瘀）六端，此六端多在一定条件下相互影响、相互作用。病性多为本虚标实，上盛下虚。本虚为肝肾阴亏，气血衰少，在标为风火相煽，痰湿壅盛，瘀血阻滞，气血逆乱。而其基本病机为气血逆乱，上犯清窍引起昏仆不遂，发为中风。其病位在脑，与心、肾、肝、脾密切相关。本病常因气候骤变、烦劳过度、情绪激动、跌仆等诱发。

1. 临床表现

（1）缺血性脑血管意外

脑血栓形成：可能有前驱的短暂脑缺血发作史，常于安静状态下发病。发病可较缓慢，多逐渐进展或呈阶段性进行，症状常在几小时或较长时间内逐渐加重，呈恶化型卒中。一般发病后1～2天内意识清楚或轻度障碍，而偏瘫、失语等局灶性神经功能缺失则比较明显，表现为颈内动脉系统和（或）椎-基底动脉系统症状和体征。发病年龄较高，常伴有高血压、糖尿病等。腰椎穿刺脑脊液清晰，压力不高。CT或MRI检查可明确诊断。

脑栓塞：多为急骤发病，多数无前驱症状，一般意识清楚或有短暂性意识障碍。有颈内动脉系统和（或）椎-基底动脉系统的症状和体征。腰椎穿刺脑脊液一般不含血，若有红细胞可考虑出血性脑血管意外。栓子的来源可为心源性或非心源性，也可伴有其他脏器、皮肤、黏膜等栓塞症状。

（2）出血性脑血管意外

脑出血：常于体力活动或情绪激动时发病。发作时常有反复呕吐、高血压性脑出血头痛和血压升高。病情进展迅速，常出现意识障碍、偏瘫或其他神经系统局灶症状，多有高血压病史。CT 应作为首选检查，可发现出血性病灶。腰椎穿刺脑脊液多含血且压力增高。

蛛网膜下隙出血：发病急骤，常伴剧烈头痛、呕吐。一般意识清楚或有意识障碍，可伴有精神症状。多有脑膜刺激征，少数可伴有脑神经及轻偏瘫等局灶体征。腰椎穿刺脑脊液呈血性。CT 应作为首选检查，可见蛛网膜下隙、脑沟及脑池呈高密度"铸型"。全脑血管造影可帮助明确病因。

2. 诊断要点

（1）以突然昏仆、不省人事、半身不遂、口舌㖞斜、言语謇涩或失语、偏身麻木，或不经昏仆而仅以㖞僻不遂为主要表现。

（2）病发多有情绪激动、过劳等诱因，病前常有头晕、头痛、一侧肢体麻木、语言欠流利、口角流涎、力弱等先兆症状（中风先兆）。

（3）患侧病理反射存在（巴宾斯基征、霍夫曼征等阳性），肌力下降。

（4）颅脑 CT 及 MRI 等检查可明确病因。

3. 辨证施治

首先辨病位深浅和病情轻重。根据有无意识障碍分为中经络和中脏腑。中经络主要表现为半身不遂，病位浅，病情轻；中脏腑主要表现为昏迷等神志障碍，病位深，病情重。中脏腑又需要辨闭证与脱证。闭证为邪闭于内，多属实证；脱证为阳脱于外，是五脏之气衰弱欲绝的表现，多属虚证。

（1）中经络

① 辨证分型

肝阳暴亢：半身不遂，偏身麻木，舌强言謇或失语，口舌㖞斜，眩晕头痛，面红目赤，口苦咽干，心烦易怒，便秘溲赤。舌质红或绛，舌苔黄或燥，脉弦有力。

风痰阻络：半身不遂，口舌㖞斜，舌强言謇或不语，肢体麻木或手足拘急，头晕目眩。舌质暗淡，舌苔白腻或黄腻，脉弦滑。

痰热腑实：半身不遂，口舌㖞斜，舌强言謇或不语，偏身麻木，口黏痰多，腹胀便秘，午后面红烦热，头晕目眩。舌质红或暗红或暗淡，舌苔黄腻或灰黑，脉弦滑。

气虚血瘀：半身不遂，舌㖞语謇，偏身麻木，肢体软弱，手足肿胀，面色淡白，气短乏力，心悸自汗。舌质暗淡，舌苔薄白或白腻，脉细缓或细涩。

阴虚风动：半身不遂，肢体麻木，舌强言謇，心烦失眠，眩晕耳鸣，手足拘挛或蠕动。舌质红或暗淡，舌苔少或光剥，脉细弦或数。

② 针灸治疗

治法：调和气血，疏通经络。肝阳暴亢者，清肝泻火、潜阳通络，用泻法；风痰阻络者，疏风化痰、通经活络，用平补平泻法；痰热腑实者，化痰通腑、通经活络，用泻法；气虚血瘀者，益气活血、疏通经络，补泻兼施；阴虚风动者，滋水涵木、潜阳熄风，补泻兼施。以手足阳明经穴为主。

主穴：半身不遂者取曲池、合谷、阳陵泉、足三里、肩髃、外关、解溪、昆仑、环跳，口角㖞斜者取颊车、地仓、下关、合谷、攒竹、巨髎、内庭，语言謇涩者取哑门、廉泉、金津、玉液、列缺、通里、照海。

方义：半身不遂者取手足三阳经腧穴，尤以阳明经穴为主，阳明经为多气多血之经，阳明经气血通畅，经气旺盛，则运动功能易于恢复。故据上下肢经脉循行路线，分别选取手足三阳经之要穴，以疏通经脉、调和气血。口角㖞斜者重点在近部取穴，配合远部取穴。近取地仓、颊车、下关、攒竹、巨髎，针感直达病所，疏调局部经气；远取合谷、内庭以疏导阳明经气，使气血调和，筋肉得以濡养。语言謇涩者取金津、玉液，位于舌下，可治舌强；配廉泉、哑门可开关利咽；照海为八脉交会穴，合于喉咙，针之可疏经利咽；通里为手少阴心经之络穴，舌为心之苗，针之可治舌强不语；列缺为手太阴、手阳明、任脉之会，针之可通经活络。

加减：肝阳暴亢者，加太冲、涌泉；风痰阻络者，加风池、阳陵泉、丰隆；痰热腑实者，加上巨虚、照海、内庭；气虚血瘀者，加气海、阴陵泉、肩井；阴虚风动者，加太溪、三阴交、内关。

操作：金津、玉液以三棱针点刺；哑门注意针刺的方向和深度，防止伤及大脑；肩井可直刺，但不可过深，防止伤及肺脏；其余穴以毫针直刺或斜刺。初病实证宜泻法，可单刺患侧；久病虚证宜补法，可刺灸双侧。诸穴均以得气为度，病程迁延日久者，可适当加大刺激量。留针 30 min，每日 1 次，10 次为一个疗程，疗程间隔 3～5 天。

（2）中脏腑

① 辨证分型

阳闭：突然昏仆，不省人事，鼻鼾痰鸣，半身不遂，口㖞，面红目赤，肢体强直，口噤项强，两手握固，二便不通。舌质红绛，舌苔黄腻，脉弦滑数。

阴闭：神志昏蒙，半身不遂，肢体松懈，瘫软不温，甚则四肢逆冷，面白唇暗，痰涎壅盛。舌质暗淡，舌苔白腻，脉沉滑或沉缓。

脱证（元气败脱，神明散乱）：突然昏倒，不省人事，手撒肢逆，目合口张，面色苍白，瞳神散大，二便失禁，气息短促，汗出如油。舌质紫或萎缩，舌苔白腻，脉散或微。

② 针灸治疗

a. 阳闭

治法：清热豁痰，开窍启闭。以手足厥阴、足少阴经及督脉穴为主。

主穴：水沟、十宣、涌泉、内关、太冲、丰隆。

方义：督脉"入于脑"，水沟属督脉，刺之可开窍醒神；十宣放血泄热，为急救常用之法，并可通调十二经脉气血以开关通窍；涌泉为肾之井穴，有引火归元之效，使虚阳下降，得归水位；内关为心包经之络穴，心包为心之外卫，既可代心受邪，又可代君行令，心主神明，故针内关可调神开窍，使心神复明；太冲可清肝熄风；丰隆豁痰。

加减：身热甚者，加风府、大椎。

操作：针用泻法。十宣、大椎用三棱针点刺出血，只针不灸；风府穴针尖向下颌方向缓慢刺入 0.5～1 寸，防止伤及大脑；余穴常规针刺。留针 30 min。每日一次，7～10 次为一个疗程，疗程间隔 3～5 天。

b. 阴闭

治法：温阳化痰，醒神开窍。以督脉、任脉及足阳明、足厥阴经穴为主。

主穴：水沟、百会、大椎、足三里、太冲、膻中。

方义：水沟为开窍醒神急救效穴；百会为三阳五会，大椎为诸阳之会，合之可温阳散寒、扫除阴霾；太冲疏理气机，条达脾土，使水归正化，配以膻中理气宽胸、潜降逆气。

加减：痰涎壅盛者，加丰隆、阴陵泉。

操作：针用泻法。百会、膻中平刺，余穴常规针刺。留针 30 min。每日 1 次，7～10 次为一个疗程，疗程间隔 3～5 天。

c. 脱证

治法：益气回阳固脱。以督脉、任脉及足阳明、手厥阴经穴为主。

主穴：关元、神阙、足三里、水沟、内关。

方义：关元为任脉与足三阴经的交会穴，且又联系命门之真阳，故为阴中有阳之穴；神阙位于脐中，脐为生命之根蒂、真气所系，故取任脉的关元、神阙两穴重灸，以回阳救逆；阳明为多气多血之经，足三里为胃之合穴，能益气养血；水沟、内关开窍醒神。

操作：以大艾炷隔盐或隔附子饼灸关元、神阙，无问壮数，以神清、肢温、汗止为度；足三里可针灸并施；水沟、内关施平补平泻法。留针 30 min。每日 1 次，7～10 次为一个疗程，疗程间隔 3～5 天。

4. 其他疗法

（1）头针疗法

处方：运动区、足运感区、语言区、感觉区。

操作：沿皮下刺入 0.5～1 寸，频频捻针，同时宜做患肢主被动运动。本法多用于中风后遗症半身不遂的患者，一般每 1～2 天一次。

（2）耳针疗法

处方：肾上腺、神门、肾、脾、心、肝、眼、耳尖、三焦、皮质下、瘫痪相应部位。

操作：每次取 3～5 个穴，双侧用毫针中度刺激，闭证可耳尖放血。急性期每日可针数次。后遗症期隔日 1 次，10 次为一个疗程。

（3）腧穴注射疗法

处方：肩髃、曲池、合谷、阳陵泉、足三里、悬钟。

药物：当归注射液、黄芪注射液、红花注射液、维生素 B_{12} 注射液或维生素 B_1 注射液。

操作：每次选 2～3 个穴，取上述任一种药液，每个穴注入 0.3～0.5 mL。隔日 1 次，10 次为一个疗程。本法适用于恢复期及后遗症期。

（4）皮肤针疗法

处方：选穴参见体针。

操作：用皮肤针叩刺至皮肤出现细小出血点，隔日 1 次。本法适用于恢复期及后遗症期。

（5）火针疗法

处方：百会、尺泽、委中。

操作：点刺委中处浮络出血，每日 1 次，10 次为一个疗程。本法适用于辨证为风痰上扰型的实证患者。

（6）巨针巨刺疗法

处方：肩髃透曲池、足三里透悬钟。

操作：用 1 尺左右的长巨针，健侧取穴，腧穴常规消毒后，先直刺于皮下 2 mm 许，卧倒针身沿皮下刺，直达透穴部位。行针用刮法 50 次，同时嘱咐患者活动患肢，留针 30 min，行针 3 次，每日 1 次。本法取穴少，操作简单，刺激量大，见效快，可用于缺血性卒中患者。

（7）眼针疗法

处方：上焦区、下焦区、肝区、肾区。

操作：用 32 号 0.5 寸的毫针，平刺或斜刺，得气后留针 15 min。本法适用于中经络或后遗半身不遂初期的患者。

5. 文献摘要

《灵枢·刺节真邪》：虚邪偏客于身半，其入深，内居营卫，营卫稍衰，则真气去，邪气独留，发为偏枯。

《金匮要略》：邪在于络，肌肤不仁；邪在于经，即重不胜；邪入于腑，即不识人；邪入于脏，舌即难言，口吐涎。

《景岳全书》：非风一证，即时人所谓中风证也。此证多见卒倒，卒倒多由昏聩，本皆内伤积损颓败而然，原非外感风寒所致。非卒厥危急等，用盐炒干，纳于脐中令满，加上厚姜一片盖定，灸百壮至五百壮，愈多愈妙。

《针灸大成》：中风手足瘙痒，不能握物，取申脉、臑会、合谷、行间、风市、阳陵泉。

《证治准绳》：卒中暴脱，若口开手撒，遗尿者，虚极而暴脱也，脐下大艾灸之。

《针经摘英集》：中风口噤，牙关不开，刺水沟、颊车。

6. 名家医案

徐某，男，50岁。形体肥胖，血压高，忽然左侧肢痿软，头昏而晕，两目模糊，言语略有不清，舌苔光剥，脉弦虚。乃肾阴久虚，肝阳亢盛所致，治拟抑肝阳、固肾元，水足火自灭也。处方：阴包（补法，右侧）、曲泉（补法，右侧）、中封（补法，右侧）、行间（泻法，双侧）、肾俞（补法，双侧）、关元俞（补法，双侧）、命门（补法，双侧）、关元（补法，双侧）。手法：捻转提插。针治两月而愈。

7. 小结

针灸疗法可用于本病急救，更是恢复期及后遗症期的主要治法之一，疗效确切。急性期以及早明确诊断、积极抢救生命为主，以康复治疗为辅。当病情稳定时，可开始系统的针灸治疗及康复治疗。应及时治疗，取穴少而精，针刺应在得气的基础上施以一定的补泻手法。双侧同时针刺，病至后期以透穴为主，针刺同时要配合肢体功能锻炼。应仔细观察患者的针刺反应与病情变化，及时调整治疗方案，选择多种治疗方法，以提高临床疗效。

三、重症肌无力

重症肌无力是以神经-肌肉联结点传递障碍为主的自身免疫性疾病。本病自新生儿至老年均可发病，但多在20～40岁，40岁以前发病者女性明显多于男性，40岁以后发病者以男性为多。本病发病率为1/40000～1/10000，部分患者兼有胸腺肿瘤或跟骨增生，采用免疫抑制剂治疗或胸腺切除后，部分可得到好转，故有人推测重症肌无力是一种机体免疫功能异常而产生的疾病。本病属于中医学"痿证"范畴。

本病因气血阴阳俱不足，兼挟湿邪为患，本虚标实，虚多实少，病变脏腑主要在脾、肾，尤以脾为重点。脾胃为后天之本，素体脾胃虚弱，或久病成虚，中气受损，则受纳、运化、输布的功能失常，气血津液生化之源不足，无以濡养五脏，运行血气，以致筋骨失养，关节不利，肌肉瘦削，肢体痿弱不用。患病日久，脾病及肝肾，脾运失司则无以输布津液，肾阳不足则无以温煦蒸腾，津液不能滋养肌肉筋骨，致肌肉痿软无力。

1. 临床表现

受累骨骼肌（如眼肌、咀嚼肌、咽喉肌、肋间肌、四肢肌等）活动后极易疲劳，且朝轻暮重，经服用抗胆碱酯酶药物治疗或经休息后有一定程度的恢复。可以突然发生或起病隐渐，几乎所有的横纹肌均可受累，而心肌和平滑肌不受损害。根据受累肌肉的分布，可分为以下四个主要的临床类型。

（1）眼肌型

通常表现为一侧上睑下垂，若令患者向上凝视，上睑下垂更为明显。以眼睑下垂、眼球固定、复视或斜视等为主要临床表现。

（2）延髓型

延髓型也称球型，临床表现以吞咽困难、咀嚼无力为主，伴有饮水呛咳、声音嘶哑、吐字不清等症。

（3）躯干型

颈部伸肌受累，患者头向前倾，若胸锁乳突肌受累重于斜方肌，头可保持伸位。肋间肌和膈肌受累，可导致患者呼吸困难，如有喉肌麻痹，则呼吸困难更为明显，若不积极治疗，可导致患者死亡。

（4）全身型

开始即累及全身肌群，但发生和进行都很缓慢。在其病程中易发生肌无力危象。

2. 诊断要点

（1）受累肌肉活动后极易疲劳，晨轻暮重，劳累则甚，休息后可减轻。

（2）对症状不典型者可做疲劳试验等帮助确诊。

（3）肌电图可见有不同程度去神经支配，出现复相棘波或干扰相。

3. 辨证施治

（1）辨证分型

脾气虚弱：眼睑下垂，四肢乏力，面色萎黄，形体消瘦，语声低微，食少纳呆，腹胀喜按，大便溏薄。舌质淡或淡胖，舌苔薄白，脉弱无力。

气血两虚：神疲乏力，四肢软弱，行动困难，呼吸气短，头晕眼花，心悸失眠，面色苍白无华，手足麻木，指甲色淡。舌淡白而嫩，脉细无力。

脾肾阳虚：四肢倦怠乏力，抬头困难，形寒肢冷，面色白，颜面虚浮，腰膝酸软，少腹冷痛，下利清谷，小便清长。舌淡胖、边有齿痕，脉沉迟无力。

肝肾不足：眼睑下垂，吞咽困难，咀嚼无力，头晕耳鸣，腰膝酸软。舌质红，舌苔薄白，脉沉细。

（2）针灸治疗

治法：脾气虚弱者，治宜健脾益气，针灸并用，用补法；气血两虚者，治宜补气益血，针灸并用，用补法；脾肾阳虚者，治宜温脾阳、益肾气，针灸并用，可重灸，用补法；肝肾不足者，治宜滋水涵木，濡养筋脉，针灸并用，补泻兼施。以任脉、足太阴经、足阳明经及背俞穴为主。

主穴：脾俞、膈俞、中脘、血海、三阴交、足三里、气海、太溪。

方义：因本病可累及全身肌肉，除按辨证选穴外，可根据出现症状的部位不同，采用对症局部取穴配合治疗。脾俞为脾经经气转输之处，补之以健脾益气；对胃募中脘与胃经合穴足三里施以针补或艾灸，可使脾阳得伸，运化有权；气海可益气升阳；三阴交可健脾助运；膈俞、血海补气活血；太溪为足少阴肾经原穴，可益肾养阴。

加减：眼肌型加攒竹、鱼腰、太阳、四白，单纯上睑下垂加阳辅、申脉；吞咽困难加风池、哑门、天突、廉泉；咀嚼肌无力加下关、合谷；发音不清加哑门、廉泉；躯体型加肩髃、曲池、外关、合谷、环跳、风市、阳陵泉、太冲；抬头无力加风池、天柱、列缺。

操作：廉泉针刺得气后即起针，余穴常规针刺。留针 30 min。每日 1 次，7～10 次为一个疗程，疗程间隔 3～5 天。

4. 其他疗法

（1）头针疗法

处方：双下肢无力为主者取双运动区上 1/5，加足运感区；双上肢无力为主者取双运动区中 2/5；吞咽困难、喑哑者取双运动区中 2/5。

操作：用 26 号不锈钢针斜刺于头皮下达所需深度，然后以 200 次/min 左右频率持续捻转 2～3 min，重复 1～2 次后出针。留针 30 min。每日 1 次，7～10 次为一个疗程，疗程间隔 3～5 天。

（2）耳针疗法

处方：脾、肾、交感、神门、缘中、内分泌。

操作：每次选 2～3 个穴，毫针强刺激，留针 20 min，每日 1 次。或采用压丸法。

（3）皮肤针疗法

处方：脾俞、胃俞、肺俞、肾俞、手足阳明经。

操作：叩刺，轻度刺激，隔日 1 次。

5. 文献摘要

《素问·太阴阳明论》：今脾病不能为胃行其津液，四肢不得禀水谷气，气日以衰，脉道不利，筋骨肌肉，皆无气以生，故不用焉。

《素问·逆调论》：营气虚则不仁，卫气虚则不用，营卫俱虚，则不仁且不用，肉如苛也，人身与志不相有也，三十日死。

《儒门事亲》：大抵痿之为病，皆因客热而成……总因肺受火热叶焦之故，相传于四脏，痿病成矣；痿病无寒；若痿作寒治，是不刃而杀之。

《罗氏会约医镜》：火邪伏于胃中，但能杀谷，而不能长养气血；治者，使阳明火邪毋干于气血之中，则湿热清而筋骨自强，此经不言补而言取者，取去阳明之热邪耳。

《眼科锦囊》：上睑低垂轻证者，灸三阴交。

6. 名家医案

王某，女，50 岁。4 年前因患感冒发热，热退后继之食欲不振，神疲乏力，在不知不觉中两眼上睑下垂，遮盖瞳孔，不能睁眼视物，早轻晚重，纳呆，乏力，舌嫩无苔，脉虚无力。属眼肌型重症肌无力，为脾肾两虚，以脾虚为主。治则：以补脾通经络、宣调气血为主，兼补肾。取穴：风池、头临泣、阳白、太阳、攒竹、合谷、脾俞、肾俞、三阴交、足三里。用提插捻转手法，留针 30 min，每 10 min 行针 1 次，连续治疗 20 次，上眼睑功能恢复正常。

7. 小结

本病是一种较为常见而难治的疾病，现代医学对其病因尚未完全阐明，目前多认为与自身免疫有关，迄今为止，既无特效的疗法，也无理想的药物，以致临床处理上颇为棘手。多采用抗胆碱酯酶药物治疗，对部分病例有效，但维持时间短暂，且有一定的不良反应。免疫抑制剂不仅不良反应大，效果也不明显。胸腺切除适应范围窄，疗效尚不能肯定。针灸治疗本病，不仅近期有疗效，且维持作用时间较长，有一定的优越性。本病主要责之于脾，但亦常累及肝肾，故治疗中在健脾益气养血的同时，应注意调理肝肾，以图根治。因本病临床过程缓慢，可有自然缓解期，虽然临床症状消失，亦不能完全治愈，故应长期观察，根据不同情况，予以巩固治疗。

四、特发性面神经麻痹

特发性面神经麻痹是指茎乳孔内面神经非特异性炎症所导致的周围性

面瘫，又称贝尔麻痹或面神经炎。目前本病的病因尚不明了。近年对本病患者进行检查，发现其中 1/3 以上患者有一项或多项病毒抗体效价明显增高，提示与病毒感染有关。一般认为茎乳孔内的病毒感染，引起组织水肿或骨膜炎以压迫面神经，或因局部营养血管痉挛，导致神经组织缺血、水肿、受压而麻痹。亦有人认为局部组织水肿可能是免疫反应所致。本病可发于任何年龄，20～50 岁较多，男性略多于女性，常为单侧，起病急。本病属于中医学"口僻""口眼喎斜"范畴。

本病多由劳累过度，正气不足，脉络空虚，卫外不固，风寒或风热之邪乘虚入中面部经络，以致气血阻滞，经筋受病，筋肉失于约束，而致口眼喎斜。由于足太阳经筋为"目上冈"，足阳明经筋为"目下冈"，故眼睑不能闭合属于足太阳和足阳明经筋功能失调所致；口颊部主要为手太阳、手阳明、足阳明经筋所主，因此，口眼喎斜主要系该三条经筋功能失调所致。

1. 临床表现

起病迅速，常在 1～3 天达到高峰。患者常于晨起刷牙、洗脸时发现口角流涎和喎斜。部分患者病初可伴有患侧耳后乳突区、耳内或下颌角的疼痛。患者患侧面部表情肌动作完全丧失，不能皱额、蹙眉、闭眼、鼓腮、示齿和吹哨等；额纹消失，眼裂增大，鼻唇沟变浅，口角下垂，口歪向健侧。由于健侧面肌收缩，使患侧症状更为显著。患侧眼睑闭合不全，流泪，流涎。因上下睑不能闭合，形成所谓"兔眼"。鼓气和吹哨时，因口唇不能闭合而漏气。少数患者经久不愈，可后遗患侧面肌痉挛。患者症状迁延不愈，后期可出现口角偏向患侧，患侧的鼻唇沟反而加深，眼睑缩小，称为"倒错"现象。部分患者患侧舌前 2/3 味觉减退，听觉过敏，唾液分泌减少，角膜反射减退或消失。

本病与中枢性面神经麻痹的主要鉴别要点：中枢性面神经麻痹患侧下面部表情肌运动障碍，上面部表情肌运动基本正常，且多伴有偏瘫。

2. 诊断要点

（1）多有受风寒病史，部分患者发病前 3 天有耳后疼痛先兆。

（2）以突然发生的一侧面部瘫痪、口眼喎斜为主症。

（3）排除中枢性面神经麻痹。

3. 辨证施治

（1）辨证分型

风寒证：见于发病初期，多由面部受凉引起，起病急，常于晨起刷牙、洗脸时发现口角流涎和喝斜，患侧眼睑闭合不全，额纹消失，眼裂增大，鼻唇沟变浅，口角下垂，口歪向健侧。舌质淡红，舌苔薄白，脉浮紧。

风热证：见于发病初期，多继发于感冒发热，兼见舌质红，舌苔薄黄，脉浮数。

气血不足：多见于恢复期或病程较长的患者，兼见肢体困倦无力、面色淡白、头晕等症。

（2）针灸治疗

治法：活血通络、疏调经筋，针灸并用，用平补平泻法。以手足阳明、手足少阳经穴为主。

主穴：阳白、地仓、颊车、四白、翳风、颧髎、合谷。

方义：阳白为足少阳、手足阳明、阳维脉之会，可疏调额部经气。地仓为足阳明、任脉、阳跷脉之会，颊车为足阳明脉气所发，针刺时相互透刺，配合手太阳、手足少阳之会的颧髎穴以疏导面颊部经气。局部腧穴配以翳风，以及手阳明经原穴合谷，可祛风散寒、舒筋活络。

加减：风寒证者，加风池，以祛风散寒；风热证者，加曲池，以疏风泻热；抬眉困难者，加攒竹；鼻唇沟变浅者，加迎香；鼻唇沟喝斜者，加水沟；颏唇沟歪斜者，加承浆；恢复期加足三里、气海。

操作：诸穴常规针刺。针刺得气后，面部腧穴平补平泻，恢复期可用灸法。急性期，面部腧穴手法不宜过重，肢体远端腧穴行泻法且手法宜重；恢复期，合谷行平补平泻法，足三里、气海用补法。

4. 其他疗法

（1）皮肤针疗法

处方：阳白、太阳、地仓、颊车、合谷。

操作：用皮肤针叩刺上述腧穴，以局部微红为度，每日或隔日1次，10次为一个疗程。本法适用于恢复期及后遗症期。

（2）腧穴注射疗法

处方：①太阳、翳风、温溜。②地仓、合谷、迎香。

药物：维生素 B_1 注射液。

操作：每次选取1组腧穴，每个穴注入1 mL，每日1次。

（3）刺络拔罐疗法

处方：阳白、颧髎、地仓、颊车。

操作：先用三棱针点刺，然后拔罐。每周 2 次，适用于恢复期。

（4）电针疗法

处方：颊车、阳白、太阳、地仓。

操作：针刺得气后，接通电针治疗仪，以连续波刺激 10～20 min，强度以患者感觉适度、面部肌肉跳动为宜。此法不适用于急性期。

5. 文献摘要

《针灸甲乙经》：口僻不正，翳风主之。

《铜人腧穴针灸图经》：客主人，治偏风口㖞斜。

《玉龙歌》：口眼㖞斜最可嗟，地仓妙穴连颊车。

《普济方》：口㖞，温溜、偏历、二间、内庭。

《针灸大成》：口眼㖞斜，先刺地仓、颊车、水沟、合谷。如愈后隔一月或半月复发，可针听会、承浆、翳风。

《神应经》：口眼㖞斜，颊车、水沟、太渊、合谷、二间、地仓、丝竹空。

6. 名家医案

王某，男，61 岁。2017 年 4 月 25 日初诊。自诉双侧面瘫 2 周。2 年前因事外出乘车，自觉面颊部受冷风吹袭，到家即觉右侧脸凉而发麻，晨起右眼闭合不方便，漱口时则口角流水，翌日左眼闭合不全，于某医院治疗，诊断为周围性面神经麻痹。曾用大量 B 族维生素和中药治疗无效。患者神情淡漠，面无表情，不会笑，面色黄，语言尚可，瞳孔等大同圆，光反应（＋），双眼睑下垂，眼裂 0.3～0.4 cm，额纹消失，不能皱眉，不会鼓腮，不能吹气，鼻唇沟浅平，上唇下垂，两口角低下，舌质紫红，舌苔薄白，脉缓。诊断为风寒侵袭型面瘫。治则：益气和营，通经活络。选取印堂、攒竹、风池、地仓、颊车、合谷、足三里、气海。每日 1 次，7 次为一个疗程。针治 13 次完全恢复正常。

7. 小结

针灸治疗本病具有良好效果，是目前治疗本病安全有效的首选方法。患者应注意避免局部受寒吹风，必要时可戴口罩、眼罩防护。因眼睑闭合不全，灰尘容易侵入，每日滴眼药水 2～3 次，以防感染。

五、面肌痉挛

面肌痉挛为半侧面肌的阵发性不自主不规则抽动，通常情况下，仅限于一侧面部，因而又称半面痉挛。多在中年起病，以往认为女性多发，近几年统计数据表明，发病与性别无关。少数病例发展到最后可出现轻度的面瘫。本病属于中医学"筋惕肉润"范畴。

本病外因为风寒之邪客于经脉，经气运行不畅，筋脉收引而致面部肌肉拘紧润动；内因与气血亏虚、脾虚湿阻、肝肾阴亏使筋脉失养有关。或气血亏虚，面部肌肉失养，血虚生风而致肌肉润动；或素体脾胃虚弱，或因病致虚，脾胃受纳运化功能失常，津液气血生化之源不足，长期导致湿从内生，阻滞经脉气血运行而致面肌润动；或年老体弱，肾精不足，阴液亏耗，水不涵木，阴虚阳亢，而致风阳上扰使面肌阵发抽搐。

1. 临床表现

病程初期多为一侧眼轮匝肌阵发性不自主的抽搐，此后，逐渐缓慢地向面颊乃至整个半侧面部发展，逆向发展者极为罕见。抽搐的程度轻重不等，可因疲劳、激动、精神紧张、自主运动而加剧，但不能自行模仿或控制，严重时甚至可呈痉挛状态。神经系统检查无阳性体征。少数患者抽搐发作时可伴有轻度面部疼痛。

2. 诊断要点

（1）以一侧面部不自主抽动为主症。

（2）排除乳突及颅骨疾患。

3. 辨证施治

（1）辨证分型

风寒阻络：患侧面肌拘紧，眼睑动，常因阴雨天气症状加重。舌质淡红，舌苔薄白，脉缓或弦紧。

气血亏虚：患侧眼睑动，面肌抽搐，伴有心悸眩晕，乏力自汗，面色无华，纳呆，便溏。舌质淡，脉细弱。

脾虚湿盛：患侧眼睑动，面肌抽搐，气短乏力，纳呆神疲，面色不华，伴有胸脘痞闷，食欲不振，头晕目眩。舌质淡，舌苔白腻，脉弦滑。

肝肾阴亏：患侧眼睑动，面肌抽搐，时发时止，伴有耳鸣健忘，失眠多梦，腰膝酸软。舌质红、少苔，脉细数。

（2）针灸治疗

治法：风寒阻络者，治宜祛风通络，针灸并用，用泻法；气血亏虚者，治宜补气养血，针灸并用，用补法；脾虚湿盛者，治宜健脾化痰，针灸并用，用平补平泻法；肝肾阴亏者，治宜滋肾柔肝，针灸并用，用补法。以手足阳明、足厥阴、足太阳及足少阳经穴为主。

主穴：合谷、太冲、血海、风池、四白、攒竹、地仓。

方义：合谷为手阳明大肠经之原穴，具有疏风解表、调理脏腑气血、活血镇痛的作用。太冲为足厥阴肝经原穴，可平肝熄风、清理头目、理气通络、镇痛止痉，合谷配太冲，有镇痛止痉等作用。血海能够调理血分，进而制止躁动之内风，气血充盈，经脉得以荣养，故内不生风。风池为手足少阳、阳维之会，可疏散风邪；四白、攒竹，可疏通局部经气；地仓，可调理阳明，以推动经气运行，以上各穴相配，起到疏通经络、平肝熄风、理气活血等作用。

加减：风寒阻络者，加外关、列缺、内庭、后溪，以祛风通络；气血亏虚者，加百会、足三里、气海、关元，以补气养血；脾虚湿盛者，加气海、足三里、三阴交、阴陵泉、丰隆、中脘，以健脾化痰；肝肾阴亏者，加太溪、三阴交，以滋肾柔肝。

操作：诸穴常规刺法。四肢部腧穴进针得气后，施以捻转提插补泻手法，促使经气感传，面部穴沿皮浅刺，施以补法或平补平泻法，不可过度提插捻转。留针 20～30 min。每日或隔日 1 次，10 次为一个疗程。

4．其他疗法

（1）腧穴注射疗法

处方：翳风、颊车、四白、太阳、地仓、风池。

药物：地西泮注射液、维生素 B_1 注射液或维生素 B_{12} 注射液。

操作：每次选 2～3 个穴，取上述任一种药液，每个穴注入 0.2～0.5 mL，每日或隔日 1 次，10 次为一个疗程。

（2）耳针疗法

处方：面颊、肝、神门、皮质下。

操作：毫针强刺激，留针 1 h，每日 1 次，10 次为一个疗程。

（3）皮肤针疗法

处方：主穴取风池、合谷、太冲、阿是穴（抽动点）。病位在眼支分布区配阳白、鱼腰、太阳，病位在上颌支分布区配颧髎、迎香，病位在下颌支分布区配地仓、颊车、承浆。

操作：腧穴常规消毒，先用轻度叩刺法，待患者适应后予以中度叩刺。注意叩刺眼部区域时，嘱咐患者闭眼，不要转动眼珠。叩刺以面部潮红，患者感受轻度的热、胀痛，表皮少许渗血为度。每次叩刺 5～10 min，隔日 1 次，10 次为一个疗程。

5. 文献摘要

《针灸大成》：风动如虫行，迎香。眼睑动，头维、攒竹。

《针灸聚英》：杂病歌，假如唇动如虫行，水沟一穴治之宁。

6. 名家医案

王某，女，43 岁，于 2016 年 2 月 7 日初诊。自诉：右侧面肌痉挛 4 个月余。患者于 10 个月前患口眼㖞斜。在本地医院经针灸及维生素 B_1 注射液、维生素 B_{12} 注射液腧穴注射，口服维生素 B_1、维生素 B_6，口眼㖞斜好转。4 个月前右侧下眼睑、面肌、口角抽动，次数频繁，尤以吃饭、说话、阴雨天明显。自觉右侧面肌拘紧，无疼痛，纳可，眠差梦多，心搏、二便正常。体格检查：额纹存在，闭目、皱眉、耸鼻力弱，口角向右拘紧。不能鼓腮，右侧面肌萎缩，示齿时口角向右歪，鼻唇沟存在。脉沉细无力，苔薄白，舌质红。证属风寒滞留、筋脉收引所致。治则：温散寒邪，舒筋缓痉。针取完骨同侧，行烧山火；外关双侧，同侧行气法；足三里双侧。每隔 10 天火针点刺四白、颧髎一次。治疗 4 次后，痉挛次数明显减少，由发作频繁变成 1 天跳动 10 次左右，每次持续 1~2 min，但跳动力量加强。治疗 10 次后，眼睑、口角还抽动，但自己无感觉。治疗 28 次后，痉挛基本缓解，面部拘紧减轻。治疗 30 次后，阴雨天未出现痉挛。治疗 34 次后，停针观察。2017 年 1 月随访，停针 8 个月，病情仍稳定。

7. 小结

本病是一种比较顽固的疾病。针灸治疗面肌痉挛有一定疗效，但目前仍缺少对此病的规律性把握，且临床疗效有差异，需要进一步研究。现代医学对于面肌痉挛的病因尚无明确定论，主要有外周和中枢两大类病因学说。外周因素最常见的是血管压迫学说。其一，长期血管压迫使面神经髓鞘受损，神经纤维暴露，神经冲动短路，产生面肌痉挛；其二，血管搏动直接刺激面神经产生有节律的面肌痉挛。中枢性因素是脑桥的面神经运动核由于炎症等因素的影响，使神经节细胞出现异常的突触联系，产生局灶性癫痫样放电。在治疗方面，尚无更好的方法。

六、内耳眩晕症

内耳眩晕症又称梅尼埃病，是指以内耳膜迷路积水为主要病理学特征的一种内耳疾病。本病多见于中年人，常单耳发病，偶可见于双侧。本病属于中医学"眩晕"范畴。

本病病变部位主要在肝，与心、脾、肾有关。多因脏腑虚损，兼夹风、火、痰、湿等实邪而发病。

1. 临床表现

典型症状为发作性眩晕，波动性、渐进性耳聋，耳鸣，耳胀满感。患者突然发生眩晕，自觉头晕眼花，视物旋转动摇，轻者平卧闭目片刻即安，重者如坐舟车旋转起伏不定，以致站立不稳，呈间歇性、不规则发作，伴有恶心、呕吐、面色苍白、冷汗、耳鸣、耳聋、暂时性眼球震颤等。每次眩晕发作均使听力进一步减退，发作过后可有部分恢复。眩晕症状可持续数分钟至数小时，若反复发作，间歇期可有数日至数年不等。

2. 诊断要点

（1）以反复发作的剧烈眩晕、耳鸣重听、恶心呕吐为主要表现。

（2）可引出规律性水平性眼球震颤。

（3）前庭功能减弱或迟钝，电测听有重震现象。

（4）排除其他疾病或原因引起的眩晕。

3. 辨证施治

（1）辨证分型

肝阳上亢：眩晕耳鸣，头痛且胀，因烦劳或恼怒使头晕、头痛加剧，面红目赤，烦躁易怒，少寐多梦，口干口苦。舌质红，舌苔黄，脉弦数。

痰浊上扰：眩晕，头重如裹，肢体困重，胸膈满闷，呕吐痰涎，嗜睡倦怠，食少多寐。舌胖，舌苔白滑或腻，脉濡滑。

气血亏虚：头目眩晕，劳倦时发作或加重，神疲懒言，倦怠乏力，面色少华，唇甲色淡，心悸失眠，纳呆食少。舌质淡嫩，舌苔薄，脉细弱。

肾精不足：眩晕耳鸣，精神萎靡，形体消瘦，腰膝酸软，少寐多梦，健忘，男子兼见遗精阳痿，妇女兼见带下。

（2）针灸治疗

治法：发作期以平肝潜阳、化痰降浊为主，间歇期以调补气血、补肾填精为主。肝阳上亢者，治宜滋阴清热、平肝潜阳，只针不灸，用泻法；痰浊上扰者，治宜健脾燥湿、化痰降浊，多针少灸，用泻法；气血亏虚者，治宜健脾益气、补血养心，针灸并用，用补法；肾精不足者，治宜补肾填精益髓，针灸并用，用补法。以足少阳经及手足厥阴经穴为主。

主穴：风池、内关、太冲、丰隆、三阴交。

方义：风池为足少阳胆经与阳维之会，具潜阳熄风止痉之功；内关可宽中豁痰、和胃降逆止呕；太冲为足厥阴肝经原穴，可平肝潜阳，降逆止眩；丰隆为足阳明胃经络穴，兼通脾胃，又可涤痰降浊；三阴交为足三阴经之交会穴，可调补三阴。诸穴共用，可平肝潜阳，涤痰止眩。

加减：肝阳上亢者，加百会、太冲；痰浊上扰者，加内关、中脘；气血亏虚者，加心俞、脾俞、膈俞、足三里、百会；肾精不足者，加肾俞、太溪、行间；耳鸣、耳聋者，加翳风、听会；呕吐者，加中脘。

操作：诸穴常规针刺。针刺得气后行补泻手法，留针 20～30 min，发作期每日 1 次，间歇期隔日 1 次。10 次为一个疗程。

4. 其他疗法

（1）艾灸疗法

处方：百会。

操作：悬灸或将艾炷置于百会穴上灸，每次 20～30 壮，至患者百会穴局部有麻木感或烧灼感为止，每日 1 次，10 次为一个疗程。

（2）耳针疗法

处方：肾上腺、内耳、神门、皮质下、肝、肾。

操作：毫针中度刺激，留针 30 min，每日或隔日 1 次。缓解期可用压丸法并结合体针治疗，10 次为一个疗程。

（3）头针疗法

处方：晕听区。

操作：针与头皮呈 30°，斜刺进针 1.5～2 寸，捻转补法，留针 40～60 min，每日或隔日 1 次，10 次为一个疗程。

5. 文献摘要

《针灸聚英》：头晕，挟痰气，虚火妄动其痰，针上星、风池、天柱。

《针灸大全》：寒厥头晕及头目昏沉，大敦、肝俞、百会。

《针灸大成》：风眩，临泣、阳谷、腕骨、申脉。

6. 名家医案

杨某，男，38 岁。2017 年 5 月 11 日初诊。主诉：头晕耳鸣 2 个月，加重 3 天。病史：患者 2 个月前突然出现眩晕，自觉天旋地转，不敢睁眼，右耳耳鸣，到某医院诊断为梅尼埃病，服用茶苯海明片、地西泮、天麻丸等中西药 20 余日，稍有好转。3 天前又出现头晕、耳鸣、目眩、心烦、胸脘满闷、恶心呕吐，服药无效而来针灸治疗。体格检查：右耳轻度听力减退。一般状态良好，面色苍白，无眼球震颤。舌质淡红、少苔，脉弦数。诊断：眩晕（内耳性眩晕），痰浊中阻型。治则：健脾和胃，涤痰燥湿。取穴：印堂、内关、风池、听宫、足三里。操作：用平补平泻手法，中强刺激，得气后，留针 30 min。每日 1 次，针 6 次后，头晕、目眩明显减轻。针 12 次后，头晕、目眩已基本消失，仅时有耳鸣。又针 5 次，诸症消失，临床痊愈。

7. 小结

针灸治疗本病疗效显著，本症亦为世界卫生组织推荐的针灸适应证之一。在本病发作时用针灸治疗，可使眩晕、恶心、呕吐等立即缓解，故在用针灸治疗时，发作期应先治其标，缓解期以治本为主，标本兼顾。眩晕发作时应先让患者平卧休息，若伴有呕吐，应防止呕吐物误入气管。患者日常应注意加强体育锻炼，饮食忌肥甘厚味、辛辣之品。

七、精神分裂症

精神分裂症是一种常见病因尚未完全阐明的精神病。一般认为是以一定遗传因素为基础，在机体内、外环境影响下，体内酶系统发生缺陷，导致生化代谢异常的一种疾病。发病以 16～35 岁的青壮年居多，男女间无明显差别，一般占精神病住院患者的 60%～70%。病程迁延，进展缓慢。本病在我国古代文献中称"呆痴""花盘""花痴""心风"等，属中医学"癫狂"范畴。

癫证多静，属阴，包括思维紊乱、妄想幻觉、情感及行为障碍等，常以沉默痴呆、语无伦次、静而多喜为主要特征；狂证多动，属阳，主要表现为兴奋、狂躁、动作言语增多，以喧扰不宁、躁动打骂、动而多怒为主要特征。因二者症状难以截然分开，又可相互转化或夹杂出现，故常以"癫狂"并称。

本病发病的主要因素是阴阳平衡失调，不能相互维系，以致阴虚于下、阳亢于上、心神被扰、神明逆乱。

1. 临床表现

本病的症状极其复杂多样，一般精神症状特征为思维联想散漫、分裂，感情迟钝、淡漠，意志活动低下，幻觉和感知综合障碍，妄想，紧张性木僵等。

早期症状以性格改变和类神经症症状最为常见：精神活动迟钝、冷淡，与人疏远，或寡言呆坐、漫游懒散、违拗；或性格反常，无故发怒、不能自制，敏感多疑，或幻想、自语、自笑、无端恐惧等。

本病临床可分为以下类型。

（1）单纯型

多数为孤僻、被动、活动减少，生活懒散，感情淡漠，行为退缩等。

（2）青春型

言语增多，内容离奇，思维零乱甚至破裂，情感喜怒无常，表情做作，行为幼稚、奇特，时有兴奋冲动，活动亢进，意向倒错，幻觉生动，妄想片段。

（3）紧张型

分兴奋和木僵两类，临床上后者居多。木僵多见动作缓慢，少语少动，或终日卧床，不食不动，缄默不语，对言语、冷热、疼痛等无反应。兴奋，以突然发生运动性兴奋为特点。行为冲动，伤人毁物，谩骂高喊，内容单调。

（4）妄想型

初起敏感多疑，渐为妄想，迫害自责，中伤他人和嫉妒，或出现幻觉。

2．诊断要点

（1）以基本个性改变，感知觉、思维、情感、行为障碍，精神活动与环境的不协调为主要表现。

（2）丧失自知力，或丧失工作和学习能力，或生活不能自理。

（3）症状至少持续 3 个月。

3．辨证施治

（1）辨证分型

癫证：精神抑郁，表情淡漠，寡言呆滞，或多疑思虑、语无伦次，或喃喃自语、喜怒无常，意志消沉，纳呆，舌苔白腻，脉弦滑；或呆若木鸡，目瞪如愚，傻笑自语，生活被动，甚则目妄见，耳妄闻，自责自罪，面色萎黄，便溏溲清。舌质淡胖，舌苔白腻，脉滑或弱。

狂证：烦躁易怒，自尊自大，不避亲疏，哭笑无常，登高而歌，弃衣而走，甚则终日不眠，面红唇焦，目有凶光，口渴冷饮，便秘，舌质红，舌苔黄腻，脉弦滑数。阴虚火旺者，兼见形瘦面红，双目失神，情绪焦虑，多言不眠，舌质红，舌苔光，脉细数。

（2）针灸治疗

① 癫证

治法：疏郁安神，豁痰开窍。以督脉、手厥阴、手少阴经穴为主。

主穴：百会、四神聪、印堂透面针心区、内关、通里、神门。

加减：相火旺者，加太冲、蠡沟；头痛者，加合谷；肝脾不和者，加足三里、三阴交；痰多者，加丰隆；幻听者，加听宫、翳风。

方义：百会为诸阳之会，四神聪为经外奇穴，二穴皆位于颠顶，有醒脑开窍镇惊之效。印堂透面针心区，是取心脑相应之意，有清利脑窍的功效。内关、神门、通里可调畅心气、宁心安神；泻太冲、蠡沟，清泄相火；足三里、三阴交调和肝脾；合谷、丰隆清阳明、豁痰浊；听宫、翳风疏导少阳。诸穴共奏醒神定志、豁痰通窍之效。

操作：进针得气后，采用提插捻转补法。癫证多虚，针刺宜浅，患者若配合，可留针 30 min。隔日 1 次，15 次为一个疗程。

② 狂证

治法：清心泻火，豁痰宁神。以督脉、任脉及手少阳经穴为主。

主穴：水沟透龈交、大椎、鸠尾透上脘、间使透支沟。

加减：酌情选配风府、哑门、丰隆。

方义：泻督脉之水沟，透龈交以交通阴阳；鸠尾透上脘，豁痰镇静；大椎为诸阳之会，泻之可泄热定狂；间使透支沟，可清心除烦，配风府、哑门泻督脉之阳，可醒脑安神；泻胃经络穴丰隆，以和胃豁痰降浊。

操作：进针得气后用提插捻转泻法，针法宜深，宜重，不留针。每日 1 次，待狂躁稳定后可隔日 1 次，15 次为一个疗程。

4. 其他疗法

（1）耳针疗法

处方：神门、心、脑干、皮质下、交感、肝、内分泌、胃、枕。

操作：每次选 3～5 个穴，毫针强刺激，留针 30 min，隔 5 min 捻针一次，隔日 1 次，10 次为一个疗程。

（2）电针疗法

处方：①水沟、百会。②大椎、太冲。

操作：每日针刺 1～2 次，每次取 1 组。针后接脉冲电治疗仪，电压 6 V，用较高频率间断通电，患者局部肌肉抽搐，麻胀感应很强。施术时，应严密观察，根据患者情况，调节电量和通电时间。本法适用于表现高度兴奋躁动的狂证。一般2～3天内可控制症状，然后减少电针治疗次数。

（3）腧穴注射疗法

处方：心俞、巨阙、膈俞、间使、足三里、神门。

药物：氯丙嗪注射液。

操作：每次选用1～2个穴，每日注射1次，每日用25～50 mg，各穴可交替使用。本法适用于狂证。

5. 文献摘要

《神应经》：发狂，少海、间使、神门、合谷、后溪、复溜、丝竹空。如痴呆取神门、少商、涌泉、心俞。

《备急千金要方》：狂十三穴，水沟、少商、隐白、大陵、申脉（用火针）、风府、颊车（温针）、承浆、劳宫、上星、男取会阴女取玉门头（穴在阴道口端）、曲池（用火针）、海泉（出血）。以上十三穴依次针刺。发狂，曲池、绝骨、百劳、涌泉。

《扁鹊心书》：风狂（言语无伦、持刀上屋），巨阙灸二三十壮，心俞两侧各五壮。

6. 名家医案

金某，男，55岁。初诊日期：2017年4月。家属代诉：5天前与家人发生口角，自己生闷气，晚餐未进，彻夜不眠，自言自语，喋喋不休。次日突然发狂，急躁，悲哀，奔走，登高，不避亲疏，不知痛痒。家属将其锁在屋内，患者毁物砸窗。遂将其手足绑起悬梁，临诊探望时，仍被绑缚，双目直视，骂人，屎尿不避，净洁污秽不知，见人即挣扎欲打，喃喃自语，无法制止，昼夜不眠，3天未进食，面红目赤。舌苔黄燥，脉洪大。辨证：五志过极，火郁痰凝，蒙蔽心窍。治则：醒神开窍，泄热镇静。处方：水沟重刺；合谷透劳宫，太冲透涌泉，重刺捻转不留针；十宣放血；百会、大椎、长强、委中重刺。手法：泻法。治疗经过：针后患者躁动缓和，遂松绑安卧，即刻入睡。次日晨起吃半碗粥，另加安眠药2片，很快入睡。下午复诊，水沟、合谷透劳宫、太冲透涌泉，内关、中脘、气海点刺不留针。按上述方法每日1次，针刺2次，留针30 min，患者能礼貌接待、让座，说话已有伦次，未再打人骂人，但双目时有发直发呆，尚能配合治疗。按此方治疗，隔日1次，连续4次。5月上旬复诊时，症状大减，问答贴切，饮食正常，每日可以入睡4～5 h。改用五脏俞加膈俞方，隔日 1 次，继续针 6 次，诸症消失，精神恢复正常，追访数月，一切正常。

7. 小结

《难经》最早以阴阳为纲，提出"重阳者狂，重阴者癫"。故癫证属阴，多虚，狂证属阳，多实。在治疗上应以调整阴阳为施治大法。治癫取督脉，从阳引阴，治狂取任脉，从阴引阳，并随症选穴。由于本病病程迁延，时有反复，故辨证既明，需有方有守，才可取效。针刺对本病有一定疗效，但因症状复杂多变，故可配合中药治疗。癫证多因痰气互结为患，忧郁惶恐、持久未解时，采用甘麦大枣合温胆汤加减。血虚，加当归、白芍；气虚，加党参、白术；气郁，加柴胡、郁金；惊悸、少寐，加远志、夜交藤、珍珠母；烦心，加黄连；阴虚，去半夏，加生地、麦冬等。狂证多由痰火扰心所致，症见狂乱不休、便秘等，可配大承气合导痰汤加减。大便尚调者，以生铁落饮与导痰汤加减；癫狂互为转化者，运用龙胆泻肝汤化裁；妇女经闭发狂配当归桃仁承气汤；相火妄动加黄柏、知母等。治疗本病，无论在发作时或症状减轻、痊愈后，均应注意精神调养，避免情志刺激，防止复发。

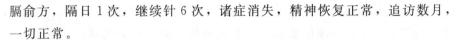

八、神经衰弱

神经衰弱是一种常见的神经症，患者常感体力和脑力不足，易疲劳，工作效率低下，常有头痛等躯体不适感和睡眠障碍，但无器质性病变存在。本病多见于青壮年，以脑力劳动者居多。精神因素是诱发神经衰弱最重要的因素。与本病发病有关的精神因素包括工作和学习过度紧张、忙乱，休息和睡眠长期无规律等。躯体有消耗性疾患时也可助长神经衰弱的发生。本病属于中医学"不寐""心悸"等范畴。

肾气肾精亏虚是本病的基本病机。

1. 临床表现

（1）基本特点是常感脑力和体力不足，工作效率低下，诉多种躯体不适和睡眠障碍，但无器质性病变存在，常诉说头晕、胸闷、心慌、腹胀、关节酸痛等，但检查无阻性体征。

（2）容易疲劳，精神活动能力减弱十分突出。患者常精神不足，容易疲劳，注意力不集中，记忆力下降，用脑稍久即感头痛、眼花，肢体乏力，不愿多活动。

（3）睡眠障碍：不易入睡，多噩梦，易惊醒，醒后难再入睡。有的睡眠时间充足，但仍不能解除疲乏，有的夜间不眠，白天嗜睡，一旦上床，又无法入眠。

（4）自主神经功能紊乱：可能会有心动过速、血压不稳定、多汗、肢冷、厌食、便秘或腹泻、尿频、月经不调、遗精等症状。

2．诊断要点

（1）以容易疲劳、睡眠障碍及自主神经功能紊乱为主要表现。

（2）病程有反复波动和迁延的倾向，波动常与精神因素包括心理反应有关。

（3）无器质性病变。

3．辨证施治

（1）辨证分型

肝郁化火：心烦不能入睡，烦躁易怒，头痛面红，胸闷胁痛。舌质红，舌苔黄，脉弦数。

痰热内扰：睡眠不安，心烦懊恼，胸闷脘痞，口苦痰多，头晕目眩。舌质红，舌苔黄腻，脉滑或滑数。

阴虚火旺：心烦不寐，或时寐时醒，手足心热，头晕耳鸣，心悸健忘，颧红潮热，口干少津。舌质红，舌苔少，脉细数。

心脾两虚：多梦易醒，或朦胧不实，心悸健忘，头晕目眩，神疲乏力，面色少华。舌质淡，舌苔薄，脉细弱。

心虚胆怯：夜寐多梦易惊，心悸胆怯。舌质淡，舌苔薄，脉弦细。

（2）针灸治疗

治法：调理跷脉，安神利眠。以相应八脉交会穴、手少阴经及督脉穴为主。

主穴：神门、照海、申脉、印堂、四神聪。

方义：心藏神，神门为手少阴心经输、原穴；脑为元神之府，印堂可调理脑神，两穴相配可安神利眠；四神聪穴镇静安神；照海、申脉为八脉交会穴，分别与阴跷脉、阳跷脉相通，阴阳跷脉主睡眠，若阳跷脉功能亢盛则失眠，故补阴泻阳，使阴阳跷脉功能协调，不眠自愈。

加减：肝火扰心者，加行间、侠溪；痰热内扰者，加丰隆、内庭、曲池；心脾两虚者，加心俞、脾俞、足三里；心肾不交者，加太溪、水泉、心俞、脾俞；心胆气虚者，加丘墟、心俞、内关；脾胃不和者，加太白、公孙、内关、足三里。

操作：诸穴常规针刺。神门、印堂、四神聪，用平补平泻法；对于症状较重的患者，四神聪可留针过夜；照海用补法，申脉用泻法；配穴按虚补实泻法操作。

4. 其他疗法

（1）耳针疗法

处方：皮质下、神门、交感、心、脾、肾。

操作：多用埋针法或压丸法，嘱咐患者每日压 3 次，每次每个穴按压 1 min 左右，尤其是午睡或夜间睡眠前按压 1 次，使耳部稍有胀感即可。

（2）腧穴注射疗法

处方：心俞、厥阴俞、脾俞、肾俞、足三里。

药物：10% 的葡萄糖注射液、维生素 B_1 注射液、维生素 B_{12} 注射液、胎盘注射液、当归枣仁等中药注射液。

操作：每次选用 1～2 个穴，取上述任一种药液，每个穴注入 2 mL。隔日 1 次，10 次为一个疗程。

（3）皮肤针疗法

处方：背部夹脊穴、头颈项、头颞部、手厥阴、手少阴、足少阴、四肢相应穴区。

操作：以轻度手法叩刺，使局部有红晕为度。隔日 1 次，10 次为一个疗程。

5. 文献摘要

《扁鹊神应针灸玉龙经》：头眩风池吾语汝。

《针灸聚英》：目昏血溢，肝俞辨其实虚。

6. 名家医案

韩某，女，40 岁。初诊日期：2016 年 4 月 10 日。主诉：胸胁胀闷已半年，去年 10 月份，因与同事发生口角，开始觉得胸中堵塞，服舒肝丸未见好转，日趋加重，胃脘及两胁发胀，背部酸沉，饥不欲食，不易入睡，不能仰卧，久立则心烦意乱、周身无力，头晕，大便干燥，小便正常。下肢有轻度水肿，体胖，舌质绛，苔白腻、中心稍黄，脉沉滑。辨证：肝失调达，木郁土壅。治则：疏肝健脾，宽胸理气。处方：上脘、中脘、下脘、气海、天枢、内关、足三里，隔日针治 1 次。手法：泻法。治疗 3 次，胸部堵闷减轻，胸胁仍胀，睡眠尚差。拟方如下：① "五脏俞加膈俞"

方。②"老十针"方，即上脘、中脘、下脘、气海、天枢、内关、足三里。两组配方交替使用，每组连刺 2 次，针治 1 个月，胸中堵闷已除，胁胀消失，睡眠纳食均好，劳累时头晕心烦。再以前一组配方加百会、膻中、风池，继续治疗 6 次，诸症均除。

7. 小结

本病症状较广泛，涉及心、肾、脾、胃、肝、胆等经，临床常见心脾气血不足，或阴虚火旺、心肾不交，也有肝郁气滞、痰浊内阻，甚至病久瘀血阻络者。治当辨别虚实，辨明病位。

九、阿尔茨海默病

阿尔茨海默病是老年期最常见的一种痴呆类型，大约占到老年期痴呆的 50%～70%。阿尔茨海默病是以进行性认知功能障碍和行为损害为特征的中枢神经系统退行性病变。本病发病多在 65 岁以后，患病率随年龄的增长而增高。本病属于中医学"痴呆""文痴""善忘""郁证""癫狂"等范畴。

本病病位涉及五脏，尤其与肾、脾、心、肝有关，病变为虚实夹杂。

1. 临床表现

起病缓慢，病情呈现进行性发展，主要表现包括精神变化、个性改变和行动异常。精神变化表现在记忆、理解、判断、计算、识别、语言等智能全面减退，认识能力障碍早于其他神经系统征象。患者有时不能正确回答自己和亲人的姓名及年龄，饮食不知饥饱，外出找不到家；缺乏学习能力和思维能力，对环境适应能力差，不能正确判断事物等。个性改变表现在丧失感情，有时以个人为中心，对周围事物逐渐淡漠，表现出自私、主观、急躁、固执、易激动或忧郁、意志薄弱。平时多疑，常有睡眠节律改变、白天卧床、夜出活动等。行动异常表现在病至后期呈现严重衰退，如弯腰俯身的体位、缓慢犹豫的动作、易摔跤与精神性行走不能等，甚至终日卧床不起，生活不能自理。本病患者外貌苍老，皮肤干燥多皱，色素沉着，发白齿落，肌肉萎缩，痛觉反应消失。神经系统检查无明显的阳性体征。

2. 诊断要点

（1）以记忆减退、理解和判断力障碍、性格改变、晚期步态不稳为主要表现。

（2）病程至少 6 个月以上。

（3）排除其他疾病导致的痴呆，如假性痴呆（抑郁性痴呆）、精神发育迟滞、归因于教育受限的认知功能低下及药源性智能损害等。

3．辨证施治

（1）辨证分型

痰浊阻窍：精神抑郁，表情呆钝，默默无言，或喃喃独语，闭户独居，不欲见人，脘腹胀满，口多痰涎。舌苔白腻，脉沉滑。

肾精亏虚：目光晦暗，言语迟钝，四肢麻木，举动不灵，头晕目眩，耳鸣耳聋，颧红，盗汗。舌质红、无苔，脉细数。

（2）针灸治疗

治法：补益肝肾，化痰通络。以督脉及足少阳、足少阴经穴为主。

主穴：四神聪透百会、神庭透上星、本神、风池、太溪、悬钟、丰隆、合谷、太冲。

加减：肝肾不足者，加肝俞、肾俞；痰浊上扰者，加中脘、内关；脾胃亏虚者，加足三里、三阴交；瘀血阻络者，加内关、膈俞，或用大椎点刺出血。

操作：每次选用 3～5 个穴，常规针刺，根据虚实施行补泻手法，头部腧穴间歇捻转行针，或加用电针。留针 30～50 min。每日或隔日 1 次，30 次为一个疗程。

4．其他疗法

（1）腧穴注射疗法

处方：风府、风池、肾俞、足三里、三阴交。

药物：复方当归注射液、丹参注射液、胞磷胆碱注射液或乙酰谷酰胺注射液。

操作：取上述任一种药液，每个穴注入 0.5～1 mL。隔日 1 次。

（2）头针疗法

处方：顶中线、顶颞前斜线、顶颞后斜线。

操作：将 2 寸左右的长毫针刺入帽状腱膜下，快速行针，使局部有热感，或用电针刺激，留针 50 min。隔日 1 次，30 次为一个疗程。

（3）耳针疗法

处方：皮质下、枕、颞、心、肝、肾、内分泌、神门。

操作：每次选用 2～4 个穴，毫针轻刺激，留针 30～50 min。隔日 1

次，10 次为一个疗程。

5. 文献摘要

《医学入门》：神门专治心痴呆，水沟间使祛癫妖。

《扁鹊神应针灸玉龙经》：大钟一穴疗心痴。

《针经指南》：神门去心性之呆病。

6. 名家医案

常某，男，66 岁。2017 年 6 月 22 日初诊。嗜睡、呆滞、记忆力差 1 个月。患者 4 月 23 日因感冒发热到附近医院静脉滴注氧氟沙星 2 天、穿琥宁 3 天后，发现右手指不能持物，神志不清，持续 4～5 min 后恢复正常，呈阵发性发作，持续时间最长 10 min，共发作 4 次。经 CT、MRI 诊断为多发性梗死、血管性痴呆、短暂性脑缺血发作。予脑复素静脉滴注，注射盐酸罂粟碱、口服异山梨酯、长春西丁等，当时血压为（100～110）/（60～65）mmHg，右半身不遂逐渐加重，经治疗好转，但仍答非所问。既往有眼前发黑数分钟，呈阵发性，已有 1 年余。现症：精神差，答非所问，性格改变，记忆力差，语言差，大便常干，小便及饮食可，可以辨认方向，口臭；血压 115/70 mmHg，心律 80 次/min；舌苔厚腻、有剥脱，脉弦滑。诊断：肝肾阴虚郁证（血管性痴呆）。治则：醒脑开窍，滋补肝肾，填精补髓，化瘀祛痰。处方：水沟、内关、三阴交、风池、百会、四神聪、丰隆、足三里。操作：水沟，向鼻中隔方向斜刺，0.5 寸左右，施用雀啄泻法，以眼球湿润为度；内关、丰隆、太冲直刺 1～1.5 寸，施用提插泻法 1 min；风池直刺 1 寸左右，百会、四神聪，向后平刺 1 寸左右，均用小幅度高频率（小于 90°，120 转/min 以上）捻转补法；三阴交，1 寸左右，施用提插补法 1 min；足三里，1 寸左右，施用捻转补法 1 min。复诊：针刺治疗 7 次后，患者精神状态好转，嗜睡减轻，可以计算十位数以上加减法。经过 15 次治疗，患者精神状态好转，对答正确。继续巩固治疗 5 次，患者基本恢复正常。

7. 小结

针灸治疗本病近年来有较多的实践，表明针灸对治疗本病有一定效果，可以减轻症状，减少西药用量，增强体质，减慢病程。实验表明，针灸有激发中枢 5-HT 能神经元功能，改善大脑皮层功能，通过改善血液循环，增强神经元能量代谢，增加乙酰胆碱酯酶活性等作用。针灸多用头针，与四肢腧穴相配，除手法行针外，头部还常用电针。本病较为顽固，疗程较长。本症的预防应重视治疗中年患有的高血压、高脂血症及脑动脉硬化，患者应坚持体育锻炼，保持良好的情绪，多参加集体活动，饮食忌油腻肥厚，戒烟酒，保持大便通畅。

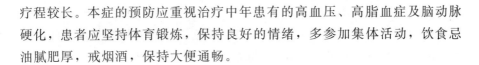

十、癔症

癔症，医学上标准叫法是分离性障碍，是一类复杂的心理−生理紊乱过程。多发于青年人，以女性居多。在发病时，常可发现有明显的精神创伤为诱因，诸如自尊心受到损伤、人格受到侮辱或与他人发生争吵等所致的气愤、忧伤等心情。中医学无"癔症"名称，但在古代医籍中早有类似本病的记载，由于临床表现多变，故一般可纳入"脏躁""奔豚气""梅核气""郁证"和"厥证"等病证范畴。

本病多由情志所伤、肝郁气滞而使脏腑阴阳气血失调所致。

1. 临床表现

表现复杂，包括精神症状、运动症状和感觉症状三个方面。精神症状表现为在兴奋时常哭笑无常，大吵大闹，手舞足蹈，甚至进行戏剧样表演。在抑制时往往出现昏睡状态，也有突然出现木僵情况，但时间短，常可恢复正常。运动症状常见的有语言抑制、失声和肢体瘫痪，或见到肢体震颤和痉挛等，有的还会出现眨眼、摇头等奇异动作。感觉症状，如突然失明、耳聋，喉头有异物梗阻，自主神经紊乱的呕吐、呃逆等，但患者经详细的体格检查不能发现与症状相符的阳性体征。

2. 诊断要点

（1）性格特殊，发病与精神因素密切相关。

（2）夸张，做作，易受暗示，喜欢博得别人的注意和同情，暗示可使症状减轻、缓解或发作加重。

（3）排除相类似的神经系统疾病、内脏器质性疾病、五官科疾病、低血糖昏迷、低血钙抽搐、散发性脑炎、反应性精神病及其他精神病。

3. 辨证施治

（1）辨证分型

肝郁气滞：精神抑郁，情绪不宁，多疑虑，善太息，胸胁胀痛或咽中梗阻，咯之不出，咽之不下，但吞咽、饮食并不困难。舌苔白腻，脉弦滑。

忧郁伤神：精神恍惚，心神不宁，悲忧喜哭，时时欠伸，舌质淡，舌苔白，脉弦细。或兼见脘痞食少，心悸不寐，神倦，面色无华，舌质淡，脉细弦为心脾两虚。或兼见眩晕耳鸣，面色泛红，手足心热，多汗，腰酸，健忘，难寐，舌质红、少苔，脉细数，为心肾阴虚。

（2）针灸治疗

① 肝郁气滞

治法：疏肝解郁，化痰宁心。以手足厥阴及手少阳经穴为主。

主穴：内关、神门、太冲。

加减：酌情选配天突、丰隆、照海。

方义：内关、神门宽胸理气、宁心安神，太冲疏泄肝气，丰隆和胃化痰，天突、照海调气利咽。诸穴配合共奏疏郁宁神之效。

操作：诸穴常规针刺。进针得气后，用提插捻转泻法。隔日 1 次，15次为一个疗程。

② 忧郁伤神

治法：滋阴益气，养心安神。以督脉、手厥阴、足太阳及相应背俞穴为主。

主穴：心俞、肾俞、水沟、内关、三阴交。

加减：酌情选配间使、后溪、身柱，滑肉门、通里、照海、中渚、听会、合谷、颊车、中脘、足三里、太冲、阳陵泉、水沟、中冲、百会、大陵、劳宫、涌泉。

方义：本证临床表现多种多样，除取心俞、肾俞滋肾阴、益心气，水沟醒脑，内关、三阴交理气健脾外，尚应随证选穴。哭笑无常者，加间使、后溪；多语妄言者，加身柱、滑肉门；失语者，加通里、照海；耳聋者，加中渚、听会；口噤者，加合谷、颊车；呃逆者，加中脘、足三里；四肢震颤者，加太冲、阳陵泉；神志朦胧者，加水沟、中冲；木僵者，加百会、大陵；昏倒不省人事者，加劳宫、涌泉。

操作：诸穴常规针刺。进针得气后行提插捻转泻法，留针 20 ～30 min。隔日 1 次，15 次为一个疗程。

4. 其他疗法

（1）腧穴注射疗法

处方：内关、膻中、足三里、曲池、阳陵泉。

药物：维生素 B_1 注射液或维生素 B_{12} 注射液。

操作：每次选 1 个穴，取上述任一种药液注入 1 mL。隔日 1 次，10

次为一个疗程。

（2）耳针疗法

处方：主穴取心、皮质下、枕、缘中、肝、内分泌、神门，配穴取胃、交感、咽喉、食管。

操作：每次选取2～3个穴。主配穴交替使用，用强刺激手法，每次留针20 min。10次为一个疗程，恢复期可用埋针法。

5. 文献摘要

《扁鹊心书》：厥证，形无所知、其状若尸，由忧思惊恐，此证妇人多有之。灸中脘穴五十壮。

《普济方》：嗜卧，五里、太溪、大钟、照海、二间。

《神应经》：喜哭，百会、水沟。

《针灸大成》：咽中如梗，间使、三阴交。

6. 名家医案

钱某，女，27岁。初诊日期：2016年9月。家属代诉：3天前与其兄发生口角，当晚回宿舍，烦闷不语，欲哭，夜卧中哭醒，次日给予镇静剂，药后昏睡半日，醒后双手不时捻搓，喃喃自语，双目发呆，亲人问话也不理睬，拒绝服药。2天不得眠，强迫进流食，大便3天未解，尿黄、量少。月经昨日来潮，色正常。面色黄，默默发呆，脉沉弦。辨证：肝郁气结，痰扰神明。治则：疏肝解郁，清心安神。处方：合谷透劳宫、太冲透涌泉、水沟。留针30 min，起针后点刺环跳。手法：泻法。治疗经过：起针后约40 min，患者闭目不语，似醒非醒，约2 h进入熟睡。次日上午复诊时称凌晨3点以后睡眠较好，晨起仍不答话，哭泣，两目发直。改刺中脘、气海、内关、足三里、膻中，治疗3次，患者能自行回答问题，答话切题，但语言较少，前一天约进食100 g面条。继续用以上穴治疗，治疗5次，精神好转，表情如常，目呆消失，自觉有胸闷。继续用以上方法再针3次，痊愈。

7. 小结

本病的临床表现多样复杂，除梅核气和脏躁症以外，还可出现类似厥证、奔豚气、暴病等病的症状。往往以痉挛发作为主症者居多，其次为意识障碍或功能障碍，故针刺手法采用多捻转、强刺激、久留针、长疗程，直至痉挛停止发作、主症改善。本病兼症较多，临床上要随症而施，灵活选穴。针灸对本病有独特的疗效，尤其是毫针和电针疗法更为突出。对癔症中多发症状，如肢体痉挛、不语、癔症大发作、抽搐等，可针到病除。如癔症性截瘫，无论疗程长短，绝大多数经治疗后均能奏效。故针刺可作为鉴别诊断的手段。针刺时，周围人的影响很重要，治疗环境应尽可能安静，患者身边人员尽量要少。施术者必须做到首次治疗即产生效果，否则将影响其后疗效。针灸治疗本病的同时，可配合理疗及中西药物治疗。患者应适当参加体力活动，保持身心愉快。

参 考 文 献

［1］魏雪红，李卫强．中医特色诊疗技术护理规范研究［M］．银川：阳光出版社，2018．

［2］陈绍虎，朱玉峰．健康管理与康复：中医养生与立体康复理疗［M］．北京：中国轻工业出版社，2020．

［3］赵敏．艾灸治未病的探讨［J］．中国民间疗法，2021，29（23）：7-10．

［4］董珍珍，王谦，李风雷，等．艾灸在"治未病"中的研究进展［J］．巴楚医学，2022，5（2）：125-128．

［5］吴舒康，赵中亭，张丽娟，等．艾灸治疗慢性支气管炎的效应与机制研究进展［J］．中医药临床杂志，2022，34（5）：977-980．

［6］赵晓光，吴中朝，陈仲杰，等．国内艾灸应用现况调查报告［J］．基层中医药，2022，1（4）：61-66．

［7］杨莎，温中蒙，谈迎峰，等．多学科交叉在艾灸科研成果中的转化与应用——以智能灸法机器人研发应用为例［J］．成都中医药大学学报，2022，45（2）：1-3，9．

［8］田春，王威，陈新玉，等．艾灸治疗胃肠疾病的作用机制研究进展［J］．按摩与康复医学，2022，13（10）：70-73．

后　记

　　时光飞逝，转眼间研修中医针灸已二十余载，历经医师至主任医师各阶段，一直在学习中医的路上不断前行。在学习、工作中先后受到杨骏教授、胡玲教授、曹奕教授等老师的悉心指导，诸位老师在中医针灸界享有较高的声誉，中医基本功之扎实、学识之渊博、理论功底之深厚、治学之严谨，无不令吾辈敬佩之至。感召之下，毅然选择中医针灸作为毕生之事业，不辜负诸位老师的期望，力求全面继承，并能有所创新。

　　在信息高速发展的今天，很多知识可以通过网络、媒体等途径获得，但要想成为一名真正的医家并不是一件容易的事。人们常常这样问：中医是"悟"出来的，还是"学"出来的？不同的人有不同的看法。优秀的医生是可以通过系统的培养而造就的，现代西医学培养了大量的医学人才。因此，现代中医学的标准化和规范化已是大势所趋。祖国医学博大精深，临床经验繁多，参考文献浩如烟海，但临床治疗规范及相关知识总结较少，本书对中医灸法、理疗方法及临床治验进行系统的分析、总结，以逐渐提高临床疗效，规范治疗流程。书稿虽不甚完善，但也是作者倾心之作，以期为中医传承尽绵薄之力！